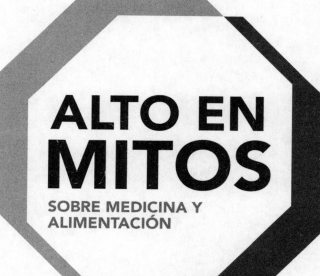

ALTO EN
MITOS
SOBRE MEDICINA Y
ALIMENTACIÓN

Dr. NICO SOTO

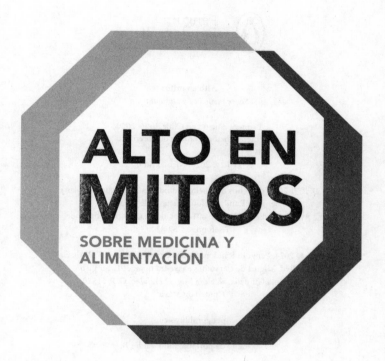

ALTO EN
MITOS

SOBRE MEDICINA Y
ALIMENTACIÓN

Grijalbo

El papel utilizado para la impresión de este libro ha sido fabricado a partir de madera procedente de bosques y plantaciones gestionadas con los más altos estándares ambientales, garantizando una explotación de los recursos sostenible con el medio ambiente y beneficiosa para las personas.

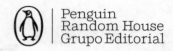

Penguin
Random House
Grupo Editorial

Alto en mitos
Sobre medicina y alimentación

Primera edición en Chile: julio, 2020
Primera edición en México: febrero, 2024

D. R. © 2020, Nicolás Soto

D. R. © 2020, derechos de edición mundiales en lengua castellana:
Penguin Random House Grupo Editorial, S.A.
Av. Andrés Bello 2299, of. 801, Providencia, Santiago de Chile
Teléfono: 22782 8200

D. R. © 2024, Penguin Random House Grupo Editorial, S. A. de C. V.
Blvd. Miguel de Cervantes Saavedra núm. 301, 1er piso,
colonia Granada, alcaldía Miguel Hidalgo, C. P. 11520,
Ciudad de México

penguinlibros.com

Diseño de portada: Julio Valdés B.

ISBN: 978-607-384-100-9

Impreso en México – *Printed in Mexico*

Dedicado a todes les wachinis

Índice

Parte 3
Mitos veggies

Parte 4
Mitos de cosas específicas

Prólogo

Este libro lo comencé a escribir muchos años antes de que lo redactara como ahora lo ves.

Primero comencé escribiendo trazos novelísticos cuando niño, tomando prestadas historias de esos mundos fantásticos y creativas aventuras en las que vivía sumergido.

Ya en esos años mi curiosidad por la escritura iba tomando formas que quedaron escondidas por rocosos y oscuros senderos de *bullying* colegial, transformándose en horas de devorar libros, en las que llenaba estantes de conocimiento intelectual mientras me sumía en introspectivos momentos de silencio alejado del mundo real. Ahora que lo pienso, fueron esas páginas de infinitas historias las que le permitieron sobrevivir a mi corazón adolescente tristón.

Este libro continuó armándose en ese joven que vislumbraba en la carrera de medicina una salida a sus ansias de saber más del mundo y sus misterios, y que miraba siempre hacia las estrellas en aquellas noches solitarias, mientras vivía en Rancagua.

En esos momentos comenzó a construirse una persona más libre y con nuevos amigos, junto a quienes preparaba la segunda oportunidad para la prueba de acceso a la universidad, acompañado también de su fiel compañerita perrita Pluma. Todo esto mientras observaba cómo sus padres envejecían y atravesaban las dificultades de sus vidas.

Este libro ya tenía su esqueleto construido al irme embebiendo de toda la anatomía, fisiología, semiología y medicina que, entre tropezones, risas y llantos, debí aprender en la carrera. Pero también tejió sus fibras musculares acuosas en esas tardes de bailes salseros en el hall de la facultad, en los divertidos encuentros con compañeros que hasta hoy permanecen a mi lado y en aquellas alocadas noches santiaguinas pueril-adultonas de pop, arcoíris y cuerpos masculinos.

El sistema nervioso anímico de estas páginas nació, si mal no recuerdo, por ahí por los veinticuatro, cuando me di cuenta de que existía un mundo más allá del médico tradicional, uno lleno de matices culturales, plantas curanderas, pociones energéticas, asanas liberadoras, retiros espirituales y sesiones psicoterapéuticas. Aquí comenzaron a integrarse las partes del todo en mi cuerpo, con un cambio progresivo hacia una alimentación 100% vegetal, un hábito de actividad física y la bienvenida a otra etapa más oscura: el internado. Allí, pese a no escribirse mucho, se fortalecieron tapa, hojas y tinta, que son los cimientos de esta historia.

Y una vez fuera de esos siete arduos años como estudiante, la escritura prosiguió con un rumbo bastante inesperado. Una vez dedicado a la salud pública en un centro de salud de Santiago, vivía fuerte esa convicción, incomprensible para el resto, de que la medicina debía ser diferente, cercana, mirando a los ojos e «integrada». Ahí mi persona comenzó a hacerse pública y mis ansias de enseñar otra forma de ver la sanación y la enfermedad comenzaron a hacerse reales.

Una cosa llevó a la otra, y un diplomado chileno me llevó a un viaje de posgrado de tres años intermitentes en las Alemanias. Mi consulta mutó a otra totalmente antroposófica. Y bajo el filo del ojo de Saturno y su insondable tiempo, pude dedicarme a eso en menos de lo que había pronosticado, lo que me ha llevado a ayudar a la gente como siempre soñé.

Y así se forma este libro, luego de veinte largos años se hizo un espacio entre *posts* de redes sociales y *stories* cibernéticas; entre conversaciones con gente de buenas intenciones y otras no tanto; entre tardes de creatividad e inspiración sorpresiva.

Cada mito que salía a la luz me permitió escudriñar en ese humor bailado y olvidado de mi primer septenio. Con cada video aprendí a contentarme con mi propio reflejo frente a la cámara. Con cada charla logré traspasar lo que una vida con mayor consciencia puede generar en nuestra existencia.

Terminé de escribir este libro como solo el inicio de algo mucho más grande, ya que lo que busca es seguir sentando las bases de una revolución que la salud debe ser capaz de observar, para poder deconstruirse y mutar en algo mucho mejor.

La transición hacia el cambio que vivimos hoy en día lleva gestándose desde hace varias generaciones. No era raro que la explosión de un despertar ocurriese en el intertanto.

Estos mismos procesos se están viviendo en todos lados, incluyendo a la medicina y nutrición prehistóricas, sedientas de un cambio porque los mitos, faltos de ciencia y sentido común, se las comieron vivas.

Incluso tú ya debes haber comenzado a vivir la necesidad inherente de esos cambios, pero con tanta información apabullante y estresante, no sabes con qué quedarte.

Que este libro te sirva de guía, wachini, para sondear con gracia, sabiduría, paciencia, seguridad y una pizca de ironía las transformaciones globales venideras que deberás atravesar tú y todes quienes te rodean.

DR. NICO SOTO

18

Parte 1

MITOS MÉDICOS

1

Solo existe la medicina convencional

La idea de que las enfermedades solo pueden abarcarse desde la visión tradicional occidental es bastante nueva si exploramos la historia completa del ser humano.[1] Nace con el paradigma reduccionista que separa la cuerpa en partes:[2] un mueble de diferentes cajones dividido en lo físico, lo mental y, con suerte, lo espiritual (y esto último no existe para los médicos occidentales; que mejor se encarguen de esto los curas o chamanes entre las cuatro paredes de iglesias y templos o en los bosques ancestrales).

Sin embargo, ninguna de las culturas antiguas —previas al descubrimiento de bacterias, antibióticos y genes— hizo esta distinción.[3] No encontraremos separatividad en cosmovisiones como la mapuche, inca, hindú o china. Para ellos, la medicina convivía con los alimentos, con los rezos y con la experiencia de las emociones. La dualidad entre lo físico y el esoterismo no existía.

Menos mal que hoy día esa brecha, una vez insondable, entre lo concreto y abstracto, está desapareciendo gracias al advenir de conceptos médico-científicos de «lo holístico» o «integral».[4] Esa medicina que siempre fue medicina nomás, pero que ahora suena con nombres rimbombantes que buscan integrar lo que se perdió entre farmacéuticas, hospitales y quimioterapias. Esclavos aún de hábitos normalizados basados en exámenes, comestibles procesados, sedentarismo y enfermedades crónicas, raras o irreversibles, nacen estos paradigmas «modernos», al menos en Occidente.

Y aunque lo duden, la ciencia también se ha volcado hacia la integración. Ahora incluso la prestigiosa Clínica Mayo tiene una sección de Medicina Integrativa.[5] En lugares como ese se llevan a cabo múltiples investigaciones que muestran cómo el cuerpo funciona integradamente entre sus múltiples sistemas. El hígado nunca estuvo separado del sistema inmune, lo nervioso-emocional siempre estuvo entrelazado al sistema digestivo. Hasta se ha descubierto un nuevo sistema no-humano llamado Microbiota Intestinal (la antigua flora bacteriana) que sale en primera plana del *Nature*[6] o el *British Medical Journal*[7] como el principal ente regulador de cualquier cosa que te puedas imaginar: desde un buen tránsito intestinal —a.k.a. no andar trancao—, hasta mantener la inflamación a raya.

O sea… ¡wachini, date cuenta! Ya entramos a la era en que incluso las creencias y prácticas espirituales como el yoga, la meditación o el arte tienen una ciencia concreta que las respalda.[8] Y como siempre se puede másss: enfermedades que hasta hace unos años se creían «para siempre, tome esta pastilla el resto de su vida», hoy están tomando un nuevo rumbo de sanación. Lo «idiopático» (sin causa) comienza a tener sentidos diferentes.

Bienvenides a una nueva era con menos mitos, más ciencia y, por supuesto, más plantas, po.*

23

2
Los alimentos no tienen poder medicinal

Muero un poco por dentrsho cuando llega a mi consulta el wachini apesadumbrado, agonizante y entristecido porque el súper especialista le dijo que su alimentación no ayuda a mejorar su dolencia. Me pica el asterisco cuando un nutri le da pan blanco con jamón light dentro de la pauta al resistente a la insulina o al diabético. Y me sale una cana rosada en el ala cuando *coachs online,* sin estudios ni títulos profesionales serios, dan recomendaciones alimenticias basadas en proteína animal y lechuga todos los días pa bajar de peso.

Hace aproximadamente diez años, la ciencia se volcó aún más hacia los efectos que la comida podría tener en el *body* humanoide.[1] Más allá del burdo y cansado conteo de calorías, descubrieron todo un mundo que crece con cada publicación médica.

Por ejemplo, ese dato peligroso de que los fitoquímicos, polifenoles y trabalenguas similares presentes en frutas y verduras tienen un efecto directo en regular la inflamación química corporal[2] —vaya que es importante esta custión,

24

ya que gran parte de las enfermedades actuales tienen una base inflamatoria crónica— o que el reemplazo de grasas saturadas por poliinsaturadas vegetales en la dieta del wachini con el azúcar por las nubes permitirá una mejor regulación de sus niveles de glicemia.[3] Incluso el datito de que, si no comes fibra, además de andar estreñida, también tus probabilidades de infarto,[4] Alzheimer[5] y depre[6] son abismantemente superiores.

De hecho, existen varios centros terapéuticos *around the world* (y en Chile hay otros tantos más), en donde se ocupan dietas basadas en plantas para «revertir» patologías que antes creíamos que eran para siempre.[7]

Te irás dando cuenta de que las protagonistas del futuro de la medicina comienzan a ser las plantitas. Sí, esa lechuguiwi o ese tomatiwi, esos que no matan a nadien, que están ahí súper a gusto en la tierrita, esos siguen siendo investigados con lupa, ojo, oreja y esternón por los científicos más pro.

Otsea, Minsal,[*] yapo, espabila (y tú también, wachini): uno de los primeros tópicos a preguntar dentro de los flujogramas médicos modernos debería ser «¿oie, y qué estás comiendo?». La frase «da lo mismo lo que comes» de la boca de un médico nace más de la ignorancia, la desinformación y las creencias, antes que de la ciencia real. Si algún profesional de la salud te llega a decir eso... CORRE WACHINI, corre por tu vida.

---

[*]   Ministerio de Salud de Chile.

3

La medicina integrativa no funciona

¿Qué diablos es la medicina integrativa? *Easy breeze*: la unión entre la medicina convencional y la no convencional, es decir, medicina sin la separación del ser humano y su salud.[1] No es «complementaria» ni «alternativa», ya que en estos tiempos sería un poco absurdo negar la ayuda que han entregado los exámenes y avances científico-occidentales. *Of course* que los síntomas y signos (semiología) son esenciales y también serán abarcados en una consulta integrativa. Y ooobvio que se realizarán diagnósticos clínicos, si no es magia esta custión. Pero también se preguntarán cosas tan relevantes como el estrés, las emociones, la biografía personal, los intereses y la alimentación. ¿Y en quince minutos? Nah… ¿quién podría atender bien así? ¿Quién queda conforme con un doc. que, apurado y sin mirar a los ojos, te saca la info rápidamente mientras anota una receta de fármacos, te la entrega y que pase el siguiente? Aquí el tiempo de consulta es mucho más extendido. Quizás se buscará reemplazar medicamentos tradicionales —que producen múltiples efectos adversos—[2]

por otros de naturaleza diferente, integrando visiones distintas de hacer salud, pero siempre respetando el progreso individual de la persona en cuestión.

Y aunque parezca imposible, ya hay muchos lugares del mundo que realizan esta «hazaña»,[3] observada con ojos dubitativos por médicos tercermundistas al extremo del mundo. Chile nunca fue la guinda de la torta y se huele a la legua el ego narciso de subespecialistas diciendo «eso no existe, es falso», quizás porque nunca han salido de sus cuatro paredes hospitalarias.

Yo viví por tres años consecutivos en un lugar donde estas «aberraciones inexistentes» son pan de cada día en clínicas y hospitales público-privados: Alemania.[4] Allí conviven sin problema lo tradicional con este *approach* «nuevo-diferente» —allá llamado Medicina Antroposófica,[5] un tipo de medicina integrativa—, y observé con mis propias pupilais que atenderse con estos médicos está incluido en el plan de salud del país y cubierto por los seguros.[6] Estos médicos —con años de formación— hacían malabares para medicalizar lo mínimo posible el tratamiento y, con ello, disminuir el riesgo de mortalidad o daños secundarios que los fármacos convencionales generan, usando distintas herramientas no invasivas para mejorar la salud de las personas.

O más cerca, en América del norte, Gringolandia se abre a este impulso con múltiples universidades prestigiosas que imparten esta «especialidad» como parte de sus posgrados —como es el caso de Yale,[7] Harvard Osher Center[8] y Johns Hopkins[9]—, y allí te encontrarás con futuros médicos haciendo masajes, estudiando botánica aplicada a la clínica (fitoterapia científica), colocando agujas de acupuntura y moviendo su cuerpo de «formas extrañas» (euritmia, chi-kung).

La medicina integrativa sí funciona[10] y tiene una amplia ciencia que la apoya.[11] Y esto va *in crecento*.

Dioh meo, pabre de esos médicos anticuados que prefieren tapar el sol con un dedo y quemarse, antes que salir de su zona de confort; querer ser «solo» médicos convencionales y preferir estar ciega sorda muda, es masiao *old school to be true*.

4

Solo los fármacos convencionales funcionan

Si un día cualquiera, así muy tranqui, súper normal, nos ponemos a hojear como que no quiere la cosa TODAS las publicaciones científicas que han salido desde el 2010 en adelante (lo que claramente no sucederá), nos daremos cuenta de algo: la idea de que las sustancias medicinales son solo esas pastillitas que te tomas en la mañana fue desmentida hace mucho.[1]

En algún momento de la historia se llegó a creer que la sanación era una especie de interruptor: pa'rriba salud, pa'bajo enfermedad. Hasta se buscó un «ideal» de fármacos tipo llave-cerradura y *magic-bullet* (bala mágica),[2] es decir, un medicamento para cada dolencia o diagnóstico, que con una sola acción mejorarán toda la custión y sha está, boludo. Pero *not*, eso es pensar en pretérito imperfecto: era.

En la actualidad, estas concepciones pasadas se enfrentan a terminologías nuevas como: medicina de sistemas, enfermedad como «un continuo»,[3] lo macro y lo micro complejo o autorregulación.[4]

29

Concordante con lo anterior, aparecen nuevas drogas *multi-tarjet*[5] —con muchos objetivos— a partir de plantas y minerales no-diluidos, algo diluidos[6] o ultradiluidos que buscan estimular «el propio» proceso del cuerpo para sanarse.[7] *What*? ¡Brujería! ¡Eso no existe!, saltan los dinosaurios. *Sorry not sorry*, wachi, estás vieja parece.

Sabemos hoy que nuestra salud depende de una gran cantidad de factores, por lo que claramente un fármaco «*magic-bullet*» se queda corto. ¡Di la verdad, Rosa! Esa es la pura y santa *true*: un anti-inflamatorio, anti-biótico, anti-viral, anti-psicótico, anti-ácido, anti-espasmótico o anti-pirético no nos sanará de todos nuestros males. La cultura médica de guerrilla «anti-todo» (que históricamente tuvo su auge en un momento en que los humanos se mataban por la conquista de terrenos), está siendo reemplazada por drogas «reguladoras»,[8] «inmunomoduladoras»[9] y «probióticas».[10-12]

Por fin la medicina está dejando de hacerle la guerra a algo que quizás es un proceso necesario, si por algo tienes fiebre po, wachi, los órganos son más *clever* de lo que creíamos. La medicina comienza a hablar en términos más realistas en función de cómo se manejan nuestras células.

Hoy hablamos en términos de exposomas,[13] epigenética,[14] matriz-extracelular[15] y autopoyesis,[16] que son la onda po, perritis.

Luego de la pandemia de bacterias multiresistentes,[17] efectos adversos farmacológicos y extrema medicalización de la salud que nos heredó la visión convencional, se hacía necesaria una evolución científica.

Los efectos de utilizar la planta completa —en formato de «tinturas madres»— vs. usar solo un componente de ellas,[18] se toma las investigaciones de laboratorios sobre fitoterapia, biorregulación y aceites botánicos.

Los preparados ultradiluidos en gotas, comprimidos sublinguales o polvos[19] ya son mejor entendidos por esas mentes científicas que en un pasado, incrédulas y sesgadas por la desinformación, vapuleaban la idea de una homeopatía inservible.[20] Sin darse cuenta de que se puede hacer mucho y existe todo un mundo antes —o más allá— del número de Avogadro.

Por ejemplo, existen los fitoquímicos y antioxidantes que ahora se utilizan en diferentes medicamentos, actuando en «el todo». Nos encontramos con la curcumina, molécula que se extrae de una raíz (cúrcuma), y que ha sido ampliamente estudiada para dolores e inflamaciones tanto agudas como crónicas.[21] O los poderosos efectos antitumorales, viscotóxicos y protectores celulares del muérdago,[22] planta utilizada en clínicas de alta complejidad en Alemania como tratamiento integral pre,[23] durante y postcáncer[24] (y otras enfermedades), descubrimiento que sigue investigándose de la mano de la medicina antroposófica con promisorios resultados.[25]

Y así, el mito de que solo el paracetamol, el losartán o el omeprazol funcionan, no tiene cabida a partir del 2020.

Obvio que son necesarios y altamente efectivos en ciertos procesos (sobre todo si son agudos), pero dejaron de ser la única opción terapéutica en el mundo actual. Y a lo Dra. Ana María Polo... ¡caso cerrado!

5

Un médico general no cacha na'

En Chile existe esa fantasiosa y folklórica tradición de que «mejor atiéndete con un especialista, ¿no ves que cacha más?». Entonces, si andas con diarrea vas al gastroenterólogo. O si te da la terrible jaqueca irás al neurólogo. O si sientes lo pesho apretao anda a llamarte al cardiólogo *right now*. Y si te salió algún granito en un cachete partiste al dermatólogo, ¿no?

Esta cultura basada en los «ólogos» —la olología—, incluso echa raíces entre los mismos colegas médicos en ambientes ultra clínicos y hospitalarios. En estos contextos escucharás frases como «¿y en qué te vas a especializar?», «es que tienes que hacer una especialidad», «si no eres especialista no eres nadien» o «si eres médico general te vas a morir de hambre». Lo digo por experiencia po, perrita. ¿Cuántas veces no me vi expuesto a ese tipo de cuestionamientos por parte de los diostores regordetes en los turnos?

Y así, al interno de medicina le entra un pavor de aquellos y mejor se queda callade o inventa cualquier respuesta. Imposible decir que le gusta la medicina general o familiar. Pareciera como si los primeros siete años de estudio, sacrificio y noches sin dormir no hubiesen servido de nada. Y peor aún, solo son válidos pal consultorio/centro de salud o si andas apurá y necesitas una orden rápida de exámenes generales.

Lo weno es que, como todo mito, fácilmente podemos desarticularlo y hacerlo mierdd, sobre todo si miramos un poquito más allá de nuestro metro cuadrado chileno y sobrevolamos esa cordillera de los Andes que parece que termina sofocando la mente del wachini estudiante de mitos.

En países desarrollados como Reino Unido, Finlandia, Suecia, España y Portugal, antes de la visita a cualquier médico terminado en «ólogo», debes pasar por las manos de un médico general o de familia.[1] Este será el indicado para tratarte, solicitar exámenes, descartar enfermedades y, en último caso, derivar a especialista de ser necesario. Tarea que también debiese ser de los médicos generales acá en Chile, pero ya sabemos lo que sucede po: el ciudadano sin conocimientos médicos decide por sí mismo que quizás tiene una enfermedad teshible y parte inmediate al especialista, gastando más plata y realizándose muchos exámenes que quizás se habría ahorrado de haber ido al médico general. No es raro que la salud pública en un país tercermundista como el nuestro esté patas pa'rriba. Este raciocinio de pensamiento no se le enseña a la población, por lo que se alargan los procesos y se llega, muchas veces, a caminos sin salida. Es obvio, por tanto, que se dé el fenómeno en el que los wachinis van saltando de ólogo en ólogo… ¡porque se saltaron el primer paso!

Científicamente hablando, y observando cómo se realiza en países más antiguos y que están un poquitín más mejol que nosotros, podemos sacar la conclusión siguiente: al primer síntoma o signo que te suceda, wachini, ya sabes ya, ve al médico general.

6

Lo dijo San Google, así que es verdá po

Wachini teclea: «dolor de cabeza + baja de energía, ¿qué es?».

Google responde: «resfrío, estrés o tumor cerebral».

El wachini comienza un frenesí de sudor helado y recuerda a ese tío lejano que le dio un infarto al celebro hace poco, o que a una amiga cercana le dio cáncer de mama. *Fuck*. Agarra el celu, llama al centro médico pa pedir hora con el mejor especialista, y ojalá que sea neurocirujano —si es graduado afuera mejor— por si hay que operar el tumor rápidamente. No hay hora hasta mañana, *my gosh*, y es terrible d'caro, pero qué importa. Con todo si no pa qué.

El wachini duerme remal y al otro día comienzan los estornudos, escalofríos y ya no hay duda de que el tumor creció. «Por eso me siento tan mal y no pude dormir», piensa.

El wachini le pregunta al ¡santo Google, yo te canto, santo de mi devoción! qué exámenes le harán: resonancia, por supuesto… ¿y punción lumbar? Gorda, qué atroh, qué diablos es eso. Ah claro, claro para descartar meningitis (sea lo que sea eso). Suena horrible y sangriento y al wachini le da indigestión. Se va por el baño de solo imaginarse el dolor del procedimiento. «Pero no importa, soy muy joven pa morir» se dice a sí mismo. ¿Qué le dirá a su familia? ¿Cómo les comunicará tan nefasto diagnóstico cerebral? Quizás necesitará quimioterapia, enflaquecerá y no podrá salir de la cama por meses. No le aceptarán las licencias, perderá su trabajo y deberá partir todo de nuevo. Caray, San Expedito, porfa que todo termine rapidito.

Llega la mañana y el wachini corre a la consulta. Llega adelantado por culpa de la angustia y la diarrea mental que se acumula en un torbellino de rumiación vacuna con taquicardia explosiva irrisoria.

El wachini sale de la consulta con una receta de paracetamol, hidratación, manejo de ansiedad y «coma sanito, un pancito» pa' la gripe. ¿Pero cómo? ¿No tenía un tumor cerebral?

San Google no tuvo la razón, y generalmente no la tiene.

7

Todo lo natural es weno

Esa frase típica, tan normalizada, que nos dice que «todo» lo que provenga de la naturaleza será weno pal ser humano y te entregará salud,[1] es un mito. «Tranqui, si es una dieta de pura fruta, ¿qué es más natural que eso?», o «los gorilas comen así, nada más cercano a lo natural» o «fuimos cazadores de animales así que hay que comerlos porque vienen de la madre tierra».

¡Ay, la pobre naturaleza! Tan manoseada por la falacia naturalista,[2] rodeada de expertos humanos utilizando esta moralidad manipulable pa su conveniencia mezquina: vender dietas, suplementos, métodos y asesorías *online*. Entonces, según este razonamiento, puedo decir con total libertad que las siguientes cosas naturales son súper-dúper pa ti:

- ✔ Veneno de serpiente
- ✔ Mordida de araña de rincón
- ✔ Estiércol de vaca
- ✔ Picaduras de pulgas
- ✔ Secreción mamaria de vaca

- ✔ Infecciones virales mortales
- ✔ Plantas abortivas
- ✔ Sangre de otro ser humano
- ✔ El desierto o lo más alto del Himalaya

Dah… porque son cosas naturales, ¿no? Y, por consiguiente, todo lo sintético deberá ser malo pues. Así que deberás alejarte del listado de a continuación:

- ✔ Antibióticos para la neumonía complicada
- ✔ Vacunas para enfermedades erradicadas
- ✔ Insulina transgénica para diabéticos
- ✔ Celulares y notebooks
- ✔ Netflix
- ✔ Condones, y anticonceptivos orales
- ✔ Triterapia para el VIH
- ✔ Redes sociales
- ✔ Todo lo envasado
- ✔ Suplementos vitamínicos para déficit severos

¡Qué irónico! ¿Te das cuenta de que este mito puede caer hasta en los radicalismos más *new age around the world*? Pues no, no todo lo «natural» será necesariamente bueno. Y no, tampoco todo lo «no-natural» será nivel *evil* infierno 2.0 muerte y desolación.

8

Los estudios científicos no son manipulados

Hay que ser muy ingenua po, neeeña. Si incluso le he escuchado decir a mis colegas «ay, esas son puras teorías conspirativas, ciencia hay una sola». ¡Pero si hay hasta *papers* (estudios) que hablan del tema! Y de revistas sumamente prestigiosas en el ámbito médico.[1]

Por si no lo sabías, la industria alimentaria[2] y farmacológica no solo incide en lo que te venden,[3] sino que también en el camino previo: crear evidencia científica[4] que vaya en pro de lo que necesitan que consumamos.[5]

Hablando desde la información nutricional basada en estudios, es esencial saber leer los documentos que aparecen año a año. Pero hay que tener en consideración:[6]

✔ Que no hayan sido «financiados» por la misma empresa. Ejemplo: industria del huevo (Comisión Nacional en Nutrición del Huevo, USA) financia estudio que dice que el huevo no afecta el colesterol sanguíneo.[7]

✔ Que no existan «conflictos de interés». Ejemplo: que quienes llevaron a cabo el *paper* no formen parte o no hayan sido pagados por la misma industria. Es típico que estas les paguen a científicos para que hagan experimentos que terminen favoreciendo al queso,[8] los lácteos[9] o las carnes.[10]

✔ Que el «n» del estudio, es decir, el número de personas incluidas, sea grande. No es lo mismo sacar conclusiones generales de resultados obtenidos luego de comprobar algo en diez personas, que en mil.

✔ Que el «tiempo» del estudio sea extenso. No es lo mismo demostrar algo en un período de dos semanas que en un año.

✔ Que no se compare «algo» con «algo peor», y este es súper frecuente. Ejemplo típico: decir que el queso no aumenta el colesterol, comparándolo con aceite de coco[11] o mantequilla.[12]

✔ Que la metodología, analíticas, diseño o procedimiento sean 'masiao pabres o flexibles. Ejemplo: cuando no hay grupo control, es decir, no se pueden comparar de forma válida los resultados.

✔ Que se omitan o cambien resultados. Como cuando uno está leyendo y de repente… «¿qué onda, cómo llegaron a esto?».

✔ Que se traten de minimizar riesgos, enfocando la atención en otras cosas, como cuando dicen que la fermentación del queso entrega nutrientes que equilibran los efectos adversos del colesterol y grasa saturada que posee, cuando en realidad no existe evidencia de aquello.[13]

Como se afirma en publicaciones que debaten si debiésemos permitir que la industria alimentaria financie investigaciones de salud pública: «Existe el permiso legal para que las corporaciones maximicen las ganancias de sus acciones y, por tanto, tienen que oponerse a políticas de salud pública que puedan amenazar sus beneficios. Evidencia de larga data comprueba inequívocamente que para lograr esto, diversas industrias que comercializan productos que puedan dañar nuestra salud han trabajado sistemáticamente para subvertir el proceso científico. Documentos internos muestran cómo pueden manipular la ciencia a su favor, comunicando estratégicamente esa evidencia para influenciar la opinión pública y política, y en última instancia, minimizar las regulaciones y su responsabilidad legal».[14]

¡KABOOM! *Emoji* que estalla cabeza.

Y no es raro que desde hace más de cincuenta años tengamos estudios contradictorios sobre los lácteos, carnes, embutidos y huevos, ya que, por ejemplo, solo desde 1984 una prestigiosa revista científica —*The New England Journal of Medicine*— solicitó que los autores de estudios revelaran quién los financiaba.[15]

Un antecedente histórico es cómo, a principios de los noventa, la empresa tabacalera entregaba grandes sumas de dinero a las escuelas de medicina en UK.[16] ¿Viva el cigarro? O cuando en el 2003 la Academia Americana de Pediatría dental aceptó un millón de dólares por parte de Coca-Cola y terminó cambiando sus recomendaciones sobre las gaseosas azucaradas como factor de riesgo para caries.[16]

Lamentablemente, esto es poco y rara vez enseñado en las escuelas de medicina y nutrición. Salimos del pregrado (e incluso del posgrado) como unicornios felices creyentes de que el unicornio multicolor de la ciencia es puro, casto y devoto. Pero la realidad es otra, y debido a eso mismo, aún encontrarás artículos, *posts* y profesionales de la salud diciendo las necedades alimentarias más burdas de la existencia. Aunque no me parece raro, ellos también son víctimas (o victimarios) de la manipulación empresarial.

9

Los remedios enferman más

Los mitos van de un extremo a otro, habitando en sus dimensiones preferidas.

En este plano dimensional está la Teresita, señora de cuarenta y cinco años, a cargo de su mamá con demencia senil y que, a veces —cinco días a la semana—, tiene que cuidar a su nieta. De repente, le ataca juerte el güero-güero, un virus nuevo que salió: el TiaraVirus. Pero en esta dimensión 'ta prohibido hablar de que se siente mal porque debe seguir cumpliendo y nunca es suficiente. Así que toma cuanta hierbita encuentra, además 'ta durmiendo mal, por lo que se manda dos pastillas de PassiDuerme.

Se sigue sintiendo pésimo.

Ir al matasanos será muy tedioso, pa qué ir a hacer vida social tempranito a la cola del centro médico, como dijo un *politiquitiestupidiquiti* por ahí.

Además, se leyó un libro de leyendas el otro día, no entendió nada, pero le quedó grabá la leyenda de que los remedios enferman más, así que mejor to' natural. Le pusieron un siete en comprensión lectora.

Sigue con agüitas, infusiones, rezos a los santos y bailes camaleónicos. Pero el TiaraVirus ya comienza a formarle una tiara en su cabeza a la luz de la luna.

Hasta que un día su hija, ocupadísima, le tira a su nieta por la cabeza (en esta dimensión volamos), pero la nota paliducha y enflaquecida, con una tiara lunar en su frente y con toa la garganta tomada por el virus.

«¡Pero mamá, qué te pasó!»

Corren juntas al mercado, ese donde venden frutas y verduras, porque pese a que los remedios no sirven, igual venden su clavoxi-amulánico vencido y el cetaparamol de 500 mg. En una de esas tomándolos se mejora. Porque un antibiótico mata virus, ¿no? ¿Quién necesita al matasanos pa que recete lo mismo que puedes comprarle al señor marchante? Al caño los siete años de estudio y tres de especialidad, los remedios son malos, a menos que los necesite.

Teresita se complica, el virus crece en tiara lunar hacia su líquido cefalorraquídeo y, con las meninges inflamadas, ya no aguanta más.

Hospitalizada en el centro médico usan todos los remedios inservibles para estabilizarla, bajarle la fiebre, disminuir su dolor muscular y usar antivirales de última generación.

Luego de veintidos días internada, logra salir de esta.

Y colorín colorado, este cuento se ha acabado.

Y sí, los remedios tradicionales tienen efectos adversos y contraindicaciones.[1] Sin embargo, el descubrimiento de, por ejemplo, antibióticos y vacunas ha permitido —y sigue permitiendo— salvarle la vida a miles de personas a lo largo del mundo.[2-4] Quizás ha sido su excesiva utilización y prescripción no guiada lo que ha llevado a la creación de este mito.

Parte 2

MITOS GENERALES

10

Eres lo que comes

No, wachini, no «eres» lo que comes:
Ni lo que dejas de comer.
Ni vegetariano ni vegano ni Keto.
Ni gluten-*free* ni orgánico ni eco-*friendly*.
Ni lo que absorbes en tu intestino.
Ni una suma de órganos o bacterias digestivas.
Ni lo que piensas, sientes, dices o haces.
Ni cuerpo-materia o solo espíritu.
Ni tu profesión o lo que estudiaste.
Ni tus miedos, inseguridades o preocupaciones.
Ni tus sueños, hazañas o logros.
Ni tu estilo de vida.
Ni una filosofía alimentaria específica.
Ni tu herencia familiar o carga genética.
Ni lo que hiciste en el pasado o harás en el futuro.
Ni tu rol como pareja, progenitor o hijo/a.
Ni lo que crees que deberías ser.
Ni lo que te dicen que deberías hacer.

Eres mucho más que la suma de todas tus partes. Los factores que inciden en tu salud son infinitos, y la alimentación es solo uno de ellos. Crear una identidad a partir de solo un aspecto particular de tu vida te limita, wachini. Te hará caer en rigideces, extremismos, polarizaciones y perfeccionismos altamente estresantes. Permítete conocer la integridad del ser que eres y equivocarte muchas veces en el camino. Regálate un autoconocimiento tal, que sepas por qué te enfermaste. Y que, quien sea que cuestione tu unidad, se quede corto.

Tu nutrición puede ser solo el primer paso.

11

Los alimentos son «buenos» o «malos»

Esta clasificación rápida, fácil y pabre es más añeja que el hilo negro. Si estás en la transición a ser más saludable, te encontrarás con todo tipo de esquemas cibernéticos clasificando comidas en las más rebuscadas categorías. Esto variará según el *influencer* de la cuenta, cuánto le pagó la industria al doctor, qué dieta de moda te quieren vender o si un *coach online* promete que te dejará estupenda —por un módico precio de 100 dólares— a través de una pauta tipo enviada a tu mail.

En esos esquemas manipulados cae el «bueno vs. malo», usando la antigua técnica del «blanco o negro». Extremismos *everywhere* que, como telas arañosas, siguen capturando a wachinis expectantes de una solución rápida a sus problemas.

Aquí vamos de un extremo a otro y encuentro que es uno de los mitos que más daña nuestro vínculo con los alimentos. Algunos ejemplos son: «la sal es mala», «las legumbres hinchan, hacen pésimo», «el tocino es bueno porque es cetogénico», «la fruta es mala porque tiene mucha azúcar», «el quesillo es bueno porque es bajo en calorías», «el método Grez es bueno porque hace bajar de peso», «comer solo vegetales es malo ya que te faltarán proteínas».

¿Se dan cuenta de cuán absurdo puede llegar a ser? Casi puedo hacer que algo sea bueno o malo, según por donde se le mire.

Esta visión reduccionista de los alimentos no toma en cuenta el sistema,[1] el contexto, el caso clínico, el lugar del mundo, la ciencia, la ecología planetaria, la ética animal o los procesos e intereses personales.[2] Es tan rígido que llega a ser impositivo... y ya sabemos qué le pasa a un país cuando le imponen ideologías y sistemas políticos corruptos. ¡Chan!

La maldad o benevolencia no viene dentro de las hojas de una lechuga, ni entremedio de minerales o vitaminas, tampoco escondida en la fibra de las frutas y menos aún en un plato de frijoles.

Si una legumbre generó hinchazón quizás es porque ya existía inflamación intestinal previa, construida por años de malos hábitos alimenticios.[3] Al contrario de lo que dicen, un poquito de sal yodada es esencial para la salud tiroidea.[4] O pese a que quizás bajaste de peso transitoriamente haciendo el Keto/Grez, estas son dietas que promueven el calentamiento global,[5] el sufrimiento animal[6] y la deforestación[7] debido a los productos presentes en ellas.

La transición hacia la salud también pasa por dejar atrás la mitología idiosincrática que, incluso profesionales de la salud con estudios universitarios, posgrados y doctorados, siguen repitiendo hasta el día de hoy.

12

No comas fruta en la noche porque engorda

Sinceramente, wachinis, me muero un poco por dentro cada vez que algún nutri o médico le dice esto a alguien. Lo más probable es que no engordaste ni te dio diabeti por comer mucha fruta, no señor, jijiji.

¿No te parece extrarraro que nos cuestionemos el comer fruta en la noche, pero no el comer pizza, sushi, pan, jamón, alcohol, bebidas o chatarra? WTF.

Es que en serio, en ningún *paper* de ningún lado dice que alguien no puede comer plátano ni piña ni sandía en la noche porque tienen mucha azúcar.[1]

Esta creencia del año de la cocoa se ha mantenido en Chile, traspasando incluso barreras educacionales médicas y mallas curriculares de «expertos». Y lo siguen diciendo po, cuando engordar depende de muchos más factores, no solo del pobrecito plátano. Aquí inciden la salud, tu actividad física semanal, el nivel/tipo de estrés al que estés sometido, lo que comiste en TODO el día, tabaquismo, enfermedades asociadas,[2] entre otros.[3]

La ciencia nuevamente es fuerte y clara: poblaciones que consumen más fruta tienen menor riesgo de sobrepeso y diabetes,[4] ¿por qué? Por un lado, la fruta tiene fibra, que regula el paso de azúcar a la sangre y el tránsito intestinal. Asociado a esto, contiene infinitos «fitoquímicos» antiinflamatorios, antioxidantes y sensibilizadores de insulina, en fin, todos estos nutren la microbiota bacteriana digestiva, ordenando el metabolismo y el balance hormonal.[5]

Humano que come fruta, humano que regulará mejor su peso,[6] prevendrá enfermedades crónicas[7] y mejorará su ánimo.[8]

Las frutas se catalogan, científicamente hablando, como los alimentos funcionales más positivos y sanos que podríamos ingerir.[9]

Así que, si algún médico o nutri te sale con esta frasecita de antaño, agarra tus cosas, abre la puerta y corre, ¡¡corre por tu vida!! (también sirven: Uber, Cabify, Beat, metro, Transantiago, tren).

13

Come cada tres horas, si no vas a engordar

Este mito se acompaña con el «come varias veces en el día pa acelerar el metabolismo».

«¡Es que, señorita nutricionista, a mí no me da tanta hambre!», exclama toa aconjogá la wachini porque no sabe ni en qué momento del día ni por cuál agujero meterse tanta comida.

«No importa, igual tómate un vaso de leche descremada o un yogur proteico», responde fría y rígida la estupenda nutri convencional.

¿A quién le pasó? ¡Paff! Se llena de comentarios agónicos. Puros lectores abrumados mirando el reloj porque de nuevo les toca comer.

En realidad, la quema de grasita depende de mushas cosas más po.[1] No solo de un *timing* estricto en horarios calendarizados que, dicho sea de paso, generalmente se diluyen en el camino.[2] Aburre la custión po. Ahora, además del estrés diario, mi comida se transformó en algo 0% intuitivo y 100% estresante.

Además de los factores mencionados más arriba, cuenta la leyenda que existe una sociedad LGBTIQ orgullosa y súper diversa llamada «microbiota intestinal». Estas son las bacterias que viven dentro de tu sistema digestivo. Ellas, ellos, elles y ellxs funcionan todas juntas y revueltas en una orgiástica regulación del peso corporal. En cada región, país y sector existe una comunidad bacteriana que, comunicada con el todo, ordena las hormonas y la inflamación. Esto, por consecuencia, permitirá mantener o no unos adipocitos gorditos.[3]

Si yo mantengo *happy* a esta mini *people* arcoíris, ellas regularán solitas tu peso y niveles de azúcar-insulina.[4] ¿Y cómo se mantienen contentas? Con alimentos ricos en fibra,[5] la cual solo se encuentra en las plantas y sus derivados.[6]

Pero lo más probable es que ahora, *right now*, estén medio enojadas por la marraqueta* con quesillo light que venía en la pauta nutricional o por la «proteína animal» que debes comer todos los días… o quizás por el endulzante cero calorías que no tenía ni una pizca de amor bacteriano. Cero fibra, cero *happiness*.

En verdad les da lo mismo si comes dos, tres, seis, ocho o diez veces al día. Porque como cualquier comunidad diversa, evoluciona frente a los cambios y dificultades sociales. Solita ella y tus ritmos[7] se van adaptando a las veces que comes.[8]

Obvio que importa el total de calorías diarios[9] y la restricción calórica,[10] pero ese es solo un factor.[11] Y no, poco y nada hace esta pauta de cada dos o tres horas pa acelerar

---

* La marraqueta es un tipo de pan, similar a la telera, elaborado a base de harina blanca de trigo, agua, levadura y sal. En Chile es considerado el pan nacional.

tu metabolismo porque, como ya dijimos, este depende de muchos factores más.

Así que apliquen bicicleta o trote suave cuando huyan de la consulta del profesional desactualizado.

14

El desayuno es la comida más importante del día

«Desayuna como rey, almuerza como príncipe y cena como mendigo».

La creencia cultural de que saltarte la comida luego de despertarte traerá las penas del infierno en tu cuerpo… es solo eso: creencia y tradición.

Frases como «Si no tomas desayuno, engordarás» y otras similares, tienen a toa la *family* preocupada. En la misma línea del mito anterior, estas afirmaciones son contrarias a toda ciencia moderna.[1, 2]

Sí, *of course* que el desayuno es una fuente de nutrientes y muches lo necesitan en su día a día. Pero no es una «obligación» o «deber» comerlo, al menos no desde la nutrición científica.[3]

Existen muchas formas de alimentarse e infinitas tradiciones culturales más allá de la chilena, país en el que, además, un «desayuno de reyes y campeones» le lleva pan con mantequilla, huevo revuelto, jamón y queso, por lo que no es raro que seamos[4] los más gordiwis de Latinoamérica y la OCDE.[5]

Pareciese ser que este mito se salta toda salud y solo importa la cantidad. Pero en realidad, si uno cumple sus necesidades nutricionales diarias y no toma desayuno, no tendría que pasar na' terrible. Incluso hay seres humanos que ayunan hasta las 12:00 o 13:00 y ahí comienzan recién a comer —ayuno intermitente— u otros que no toleran tanta comida en la mañana.[6]

La forma de alimentarnos no puede seguir creencias awelísticas, rígidas y prehistóricas. La ciencia apaña la visión de que hay que personalizar tus horarios de comida. Así que, por un lado, se deberían desechar las «pautas tipo» porque la gente ya 'ta aburría de esto; y, por otro lado, hay tantas formas de alimentarse que el desayuno es hoy solo una comida más.

15

Comer todo en su justa medida, todo en exceso hace mal

«Doña María, la de la esquina, siempre dice eso».

«Síi, mi abuela decía lo mismo y se mantuvo súper toa la vida».

«Vaya que e' verdá, por eso la vecina se mantiene bien y no se enferma».

Really? ¿Y toman algún remedio?

«Aaah, sipo doc., sí, la doña tiene la diabeti, pero es por la edad nomás».

«Obvio, a la abuela le dio esa cosa de la "impertensión", pero es genético».

«Claro, la vecina me contó que le salió de nuevo la bacteria esa, la pylori, pero fue por estrés».

My god, wachinis, si hay un mito cultural tshileno con ramas profuuundas hasta abajo, perrea, mami, perrea, es este. Y viene de las mismas 'eñoras creadoras del «todo en exceso hace mal». ¿En serio comer todos los días muchas frutas, vegetales y legumbres hace mal? Naa, no vengas con esa, salta pal lao, a ti no te salió el azúcar alta por comer muchas frutas. Y raro sería que te estén tratando por presión alta debido a muchas verduras.

¿Por qué años de ciencia indicarán entonces que las harinas blancas aumentan el riesgo cardiovascular,[1] alteran la microbiota[2] y son proinflamatorias[3]? Dígale eso a la vecina que se come una hallulla* diaria, es decir, siete a la semana o treinta panes al mes… ouch, pobre intestino. ¿Y que los embutidos y carnes se asocian a diferentes tipos de cáncer? Díganle eso al parrillero de fin de semana o a la abuelita wena pa la mortadela, porque es sanita.

«La justa medida» es una frase de la nutrición convencional prehistórica que no ve las consecuencias biológicas de lo que comemos ni a mediano ni a largo plazo. El efecto inflamatorio de los alimentos se liga a la depresión[4, 5] y es acumulativo.[6] Este supuesto «exceso» no personaliza la alimentación según cada caso, basado en ciencia moderna y contexto personal, al final es hecho al ojo y sin referencias. «La justa medida» es la excusa perfecta pa los excesos. ¡A comer se ha disho! Si de algo hay que morirse, ¿no?

Sin embargo, yo ni de broma le daría lácteos a alguien con colon irritable,[7] le suspendería frutas o verduras a un diabético[8] o recomendaría embutidos a un paciente cancerígeno[9] —ni a nadie, en realidad—, ¡si quiero que se mejoren, po! No que sigan con un «poquito» de tumor, ni un «pichintún» de resistencia a la insulina o un «justo» meteorismo gaseoso pedorriento.

---

* La hallulla es un tipo de pan blanco típico de Chile y otros países de América del Sur, elaborado a base de harina refinada.

16

No comas carbohidratos post 6 pm

Generalmente los carbohidratos siguen siendo los «malos» de la película. Claro, Lord Voldemort podrá tirarte un *Avada Kedavra* si te despistas o el Guasón te apuntará con su pistola si no te cubres. Pero una vez que comprendes realmente la historia detrás, cambia la cosa.

Tus órganos, sobretodo el cerebro, utilizan la glucosa —o azúcar— como primera fuente de energía para funcionar.[1] Esta puede obtenerse a partir de los famosos carbos, pero estos, a su vez, se pueden dividir en integrales o refinados. Ambos podrán aportar esta «necesidad» energética corporal, sin embargo, los primeros tienen fibra, vitaminas, minerales y aminoácidos esenciales para un sinfín de otras funciones y beneficios;[2] en cambio, los refinados son solo eso, un golpe glicémico insulinémico pal *body*.[3]

Un arroz integral no se comporta de igual forma que uno blanco cuando está siendo digerido por la flora bacteriana,[4] como tampoco lo harán las frutas en contraste con una galleta procesada (que además contendrá otros ingredientes escurridizos y difíciles de leer).

Sin embargo, las dietas de moda y la cultura de bajar de peso te dirán que «todo» carbo post 6 pm será una atrocidad y que dejar de comerlos te hará bajar de peso rápido. Porque «el metabolismo se enlentece», «no lo podrás quemar», «se convertirá en grasa» o «engordarás». Frases fantaseosas que, por un lado, se olvidan de la fisiología humana, capaz de utilizar estas «energías» a lo largo de la semana y, por otro lado, hacen que un ser humano se transforme mágicamente en un ente unidimensional que depende de solo un factor.[5] Pura prote —animal, obvio— y lechuga y te salvarás del sobrepeso.

Pero la biología hormonal no funciona así.[6] Estas reglas rígidas no consideran la línea de tiempo en la cual entra todo lo que comiste en tu día y semana, la actividad física que realizaste o el estrés inflamatorio al que estás expuesto.[7]

Además, no nos hagamos los tontos. Yo sé que no son la fruta o las legumbres las que estás comiendo en la noche. Es la pizza con harina blanca y queso que pediste por Uber Eats, los dos panes refinados que ansiosamente te mandaste o el sushi de arroz procesado con bebida de litro junto al *partner*... y no te olvides del picoteo de papas fritas envasadas con alcohol del pre o del chocolate dulce con pastelito que te comiste con tu familia en la merienda. Son todas estas cosas las que te acechan después del trabajo y cuando se pone el sol, si de noche todas las gatas son negras po.

¡No son los carbohidratos integrales o «reales»! Son los otros, los que están súper refinados y que comes a destajo porque están mega híper recontra normalizados en esta *crazy society*.

¡Amika, date cuenta! Tu salud no depende de un carbo a las siete, ocho o nueve de la tarde, no nos engañemos.

17

Si tiene sellos es malo

¿Y quién dijo eso?

«Es que 'taban toas metiendo la cushara en la reu, las Calilas, las Mojojojo, hasta la vieja Julia diciendo que cuidado con los sellos, que vas a enfermarte».

Ay, wachinis, si supieran que algunos postres no tienen ningún sello... ¿Es por eso considerado un alimento saludable? ¿Se considera si quiera un «alimento»? Porque a mí no me alimentó na' cuando era chico.

Nopo, no, no, no, ordenemos los conceptos. No porque algo quede «fuera» del rango que el MINSAL determinó para considerar un producto con sello «alto en», significa que es «sano» o incluso «real»[1] (llamemos real a lo no procesado, ni refinado, ni infinitamente trastocado por la mano del hombre).

Sí, obvio que esta medida ayudó a concientizar sobre algunas cosas que comíamos, pero también activó las tretas mercantiles empresariales. Es que la industria es muy inteligente.

He visto barritas que contienen solo frutos secos, avena y dátiles, pero tienen dos sellos (alto en calorías y en azúcares). Pero también he visto cosas ultraprocesadas sin ninguno.

No basta solo con fijarse en si traen o no sellos, ni sacar conclusiones apresuradas. Hay que leer los ingredientes *always forever together*.[2] Este fue un hábito que me ayudó mucho a ser más consciente de lo que le entregaba a mi hígado e intestino. La portada puede ser espectacular, con muchas flores, colores y «bajos en», pero atrás, en esa tabla nutricional y en letra chica con los ingredientes, van los secretos que la industria no quiere que sepamos.

Lo volveré a mencionar: no eres una caja de calorías, azúcares, sodio y grasas (que son los factores de los que alertan los sellos). Los sellos no toman en cuenta los efectos proinflamatorios o funcionales de las comidas, o si es «real o procesado», «vegetal o animal», «con fibra o sin fibra», etc. Se basan en un conteo nivelado de rangos, porciones, gramajes, es decir, nutrición zombie de antaño. Pero tú no eres un número contable, wachini.

Enfócate en lo «menos» refinado, lo menos procesado, lo menos animal. En lo «más» integral, lo más real, lo más vegetal posible. No porque yo lo digo, sino porque la ciencia les da más importancia a estos términos hoy en día.[3]

18

Es comida casera, así que es wena

No sé ustedes, wachinis, pero yo al menos paro las orejas alerta cuando un paciente me dice esto en la consulta. ¿Desde cuándo lo preparado en casa será necesariamente saludable? La experiencia médica me ha enseñado que no van siempre de la mano.

Comida casera, al menos en Chile, le puede llevar la lista siguiente:

- ✔ Arroz blanco con vienesa
- ✔ Tallarines con carne (o casi pura grasa) molida
- ✔ Cazuela bien salá con aceite de canola refinado
- ✔ Hallulla del negocio de la esquina con mantequilla
- ✔ Su huevo revuelto con jamón
- ✔ Puré con pollo o huevo frito
- ✔ «Ensalada»: platito de lechuga y tomate
- ✔ Postres de leche y azúcar blanca

Científicamente hablando, ninguna de las preparaciones anteriores se acerca a los conceptos de «nutritivo»[1] o «saludable».[2]

Yo sé, yo sé que cuesta cambiar hábitos cuando detrás hay toda una cultura y una tradición de un país. Aparecen temas más enraizados en la idiosincrasia de una nación que influidos realmente por el acceso a productos de calidad. Lo encuentro incluso en las creencias que mi papá y mamá han tenido por décadas sobre cómo uno se debe alimentar. O, peor aún, en los bajos y desiguales sueldos con los que vive la gran mayoría de chilenos.

La comida claramente no es solo el plato que está al frente tuyo, pero si estamos en tránsito hacia un cambio en el país desde sus bases ideológicas y constitucionales, ¿no sería súper *cool* que se promoviera una alimentación nacional basada en evidencia científica y no en mitos folklóricos?

19

La comida de campo es sanita

Asociado al mito anterior, lo campestre tiene una posición especial. Nos imaginamos ese mágico e ilusorio campo de flores bordados y cordillera de los Andes, con sus fructíferos espacios de ríos, verdes bosques y fecundas tierras. *But, no*. El problema es asumir que todas esas poéticas concepciones van necesariamente de la mano con la ciencia y la alimentación de zonas más alejadas de la *city*, en donde vuelven a aparecer aspectos tan arraigados como el acceso a los alimentos y la tradición mantenida por años.

Así que en la consulta vuelvo a parar las orejas cuando algún wachini me trae a su tía, abuelo o pariente que dice algo así. Porque al menos en Chile, el campo rural es sinónimo de comidas abundantes con pan amasado, margarina y té endulzado con azúcar; carbohidratos refinados por doquier en formato de arroz y fideos; o un baño pegajosito rico de grasa saturada, grasa trans y colesterol en platos con cordero, huevos, mantequilla y leche animal. ¡Que pase la longaniza y la moronga! ¡Arriba la manteca

69

de cerdo con patas de gallina! ¡Invitados también aparecen unos buenos tacos de tripa!

Total, es sano y del sur, ¿no?

Sin embargo, basta hojear la guía 2019 de recomendaciones alimenticias de Canadá,[1] por ejemplo: no hay leche y colocan al mismo nivel dietario las proteínas vegetales y las animales. Anda a decirle esto a tu familia rural en la cual no puede faltar un trozo de vacuno o pollo durante las comidas del día.

También lo podemos ver en el consenso 2016 de la Academia de Nutrición y Dietética, en el cual apoyan 100% las dietas vegetarianas y veganas para cualquier edad.[2] ¡Ay, casi llego a escuchar cómo se mueven incómodos mis abuelos en sus ataúdes!

Si analizamos las cinco claves para una alimentación sana de la Organización Mundial de la Salud,[3] veremos que enfatizan en minimizar la sal y azúcar blancas y, al mismo tiempo, maximizar cereales integrales, frutas y verduras. ¡Chaaaale, que tamos mal entonces!

El campo es hermoso, sin duda alguna, con espacios de tranquilidad alejados de la vorágine citadina, pero también puede ser alto en mitos nutricionales.

20

Hay que combinar legumbres y cereales pa la proteína completa

«No quiero comer animales y la nutri me dijo eso de la combinación. Y toy preocupá po, dostor... tonce, ¿si me como los frijoles solos no sirve de na'?».

My gosh, estos nutris anticuados, ¿dónde quedó la fisiología?

Wachini, confía, la cuerpa no es tonta: tienes un gran y poderoso hígado, un órgano-laboratorio que, sin darte cuenta, construye proteínas a partir de los aminoácidos.[1] Estos últimos son una especie de minimoléculas con las cuales se construyen las proteínas.[2] Y aunque no te lo creas, tienes una reserva de estos en tus músculos[3] y en el «*pool* aminoacídico», una especie de «piscina» biológica en todo tu cuerpo llena de aminoácidos esenciales (que se consiguen de la dieta) y no esenciales (que tu cuerpo produce).[4]

Ponte que ibas súper bien con tu alimentación *veggie on fire* y tuviste un día ajetreado, comiste apurade y te saltaste algunos alimentos. En este caso muy frecuente, lo más probable es que te faltó consumir un espectro de aminoácidos esenciales. ¡Pero que no cunda el pánico! Porque tu biología «se dará cuenta» de esto y, a partir de ese «*pool* de aminoácidos» guardados (que comiste previamente), el hígado de tu propio *sexy body* creará las proteínas necesarias faltantes.[5] Relájate, si tuviste un mal día tienes todo el resto de la semana pa ponerte las pilas y volver a comer una quinoa por ahí, sus lentejas locas por allá y algún batido matutino acompañado de frutos secos.

Esto anterior es simple fisiología, se enseña en todos los pregrados universitarios.[6] No sé por qué este mito, que data del año sesenta,[7] sigue vivo; si ya vamos en el trap y el k-pop poh; los Beatles, Madonna y Elton John ya tuvieron su época dorada. Y este mito también, ha pasado harto rato ya.

A tu hígado no le interesa que te comas TODOS los aminoácidos mezclados de volada y tampoco si estos aminoácidos son vegetales o animales. Le interesa tener sus aminoácidos y punto. Siempre que tenga la materia prima durante el día/semana, tu cuerpo solito creará estas proteínas «completas». Es súper *clever* y no te das ni cuenta.

Si lo anterior no fuese así, no serías un organismo vivo con sistemas inteligentes genéticamente articulados para sobrevivir a como dé lugar. Por algo naciste con órganos, receptores celulares y una maquinaria interconectada completa.

Esto va de la mano con el paradigma del vejestorio nutricional englobado en la frase «proteínas de buena y mala calidad».[7] Pfff... pero bueno, sigue leyendo y ya llegaremos a eso.

21

No debes mezclar carbos con proteínas

«Las carnes y legumbres son proteína. La quinoa es carbohidrato. El aguacate es grasa».

«Pero ¿cómo? ¿No que había que mezclar cereales y frijoles pa la proteína completa?». Que shuu… ¿*inception*?

Y ahora aparece un nuevo movimiento reduccionista —más de esta época en todo caso— que trata de «limpiar» al máximo los platos y paladares de los humanos.

«Es que si los mezclas van a fermentar, la comida se pudrirá en tu intestino, no los podrás digerir y, obvio, morirás». Siempre todo termina en muerte y enfermedades gravísimas cuando se trata de estas reglas extremistas.

Lo repetiré hasta que se les grabe en la cabeza: no eres una caja de calorías y nutrientes. Y los alimentos no son «solo una cosa».[1] Si las pautas nutricionales —de antaño o «modernas»— siguen basándose en conceptos tan arcaicos, vamo dereshito al hoyo negro intergaláctico.

No sé si sabías pero TODOS los alimentos tienen algo de todo, incluso en proporciones similares. Las legumbres, frutas, verduras o granos integrales tienen: proteínas, carbohidratos y grasas. Son un mix de un todo porque así también lo crea la naturaleza.[2] A menos que sea algo ultraprocesado como el pan blanco, la leshe descremá o mermelá diet (todos creados por el hombre).

Y tu cuerpa es inteligente ya que a través de órganos como el intestino, el estómago, el hígado-vesícula y el páncreas, crea enzimas que se van juntando a lo laaargo del aparato digestivo, digiriendo. Imagínate las enzimas como pequeñas bocas que mascan y mascan la comida para hacerla cada vez más pequeñita, esto con el objetivo de poder absorber al máximo los nutrientes presentes en tus alimentos. Lo hacen al mismo tiempo con proteínas (aminoácidos), grasas (lípidos) y carbohidratos (glúcidos). No existe esta imagen absurda de una enzima diciendo «ay, caray, este wachini no comió en orden, así que me voy a huelga, no trabajaré». Es totalmente lo contrario:[3] tus enzimas seguirán dándolo todo,[4] si no pa qué. Tus órganos y sus secreciones digestivas quieren que vivas y quieren nutrirse lo más posible.

Entonces, si quizás la idea de comer sano era difícil, agrégale esta regla. Nadie puede po. Y yo sigo sin encontrar evidencia científica moderna que avale esta creencia. Es más, toda la ciencia apunta a un uso holístico terapéutico[5] no reduccionista de la nutrición.[6]

En Adidas y Puma venden unos tenis pa correr, están wenos pa que huyamos juntos de los que hacen pautas nutricionales así.

22

No se te ocurra mezclar las frutas

«Te van a fermentar en la panza».

«Un tutti-frutti es peor que un McDonalds».

«No comas fruta después del almuerzo».

«La fruta hay que comerla sola».

Y muuuushas creencias más que me han contado mis pacientes, que me han dicho ustedes en mis redes sociales o que yo oí cuando fui a clases de Trofología, Higienismo o Naturopatía.

Y busqué, wachinis, busqué por los recovecos científicos seriotes de la ciencia durísima y no encontré na', ni un solo *paper* que aborde lo que apunta este mito. Solo uno que compara esta «combinación de alimentos» (*food combining*) con una dieta balanceada… y los resultados fueron que no había diferencias en baja de peso ni mejora de síntomas,[1] y otro que lo abarca desde el Ayurveda.[2]

La idea de que hay que «comer en orden» porque «las enzimas digestivas pierden su efectividad» va de la mano con los mitos anteriores y es absurda.[3] Igual que la idea de que si mezclo la sandía con un plátano casi que mi intestino se pondrá súper grave, no va a querer digerir y conmigo no, perrita, te fermentaré enterita.

Esto pierde de vista el problema principal: andan todes hinchades po.[4] Y lo más probable es que no andan así de mal por haber «mal-combinado» las frutas. Inflamación al máXXXimo puede ser por comer su telerita, su lechita, su asaíto, su friturita puaj, puaj. Y si ya poca gente no come frutas… ¿quién va a hacerlo si más encima hay que seguir reglas tan rígidas?

En la consulta esta medida ha servido de forma terapéutica, pero es algo transitorio. Más allá de si hay que combinar o no las frutas, el real tema aquí es cuán sano tienes tu intestino, tu microbiota y cómo es tu estilo de vida en general.[5] Lo más probable es que si esto está más o menos, la combinación que sea puede que te caiga mal y aparecerá la típica frase: «todo me hincha».

23

Los batidos son malos, tienen mucha azúcar

En el antiguo reino khaleesiano se pelearon por tronos con espadas y bombas. En este lugar existía un grupo de sabios conocedores de los misterios alimentarios, sin embargo, con el pasar de los años, convencidos de tener la verdad absoluta, comenzaron a caer en enseñanzas nefastas. Enojados con los avances de la tecnología, la ocuparon para su conveniencia, esparciendo «verdades» a través de las redes sociales. Es así como se fueron en picada contra… la licuadora. Y aparecieron irrisorias frases como «las frutas no se toman, se comen», «los batidos no te permiten absorber nutrientes», «si tomas jugos de fruta te dará diabeti», «es como tomar bebida» o «son solo pa deportistas».

La reina Khaleesi, madre de los dragones, rompedora de mitos, vio cómo esto ocurría y se preguntó: ¿qué poder escondido tiene una juguera que elimina los beneficios de la fruta?, ¿será posible que una máquina sea más poderosa que sus dragones y destruya los nutrientes?, ¿son reales estas frases extremistas?

La Khaleesi leyó la información científica disponible y no le quedó más remedio. Un día oscuro, fue a la casa de sus «sabios» y... *drakaris*. Tsao nomás, que ardan en llamas.

Aunque pueda parecer muy exagerado, esto ocurre en el mundo cibernético a menudo. Se toman ciertas conclusiones de ciertos estudios científicos[1] y se agrandan alarmantemente[2] asociando creencias no demostrables.[3] Pero no, la licuadora no tiene ningún poder oculto para transformar frutas y verduras en generadoras de enfermedad.[4] Sobre todo en este reino khaleesiano, en donde claramente la *people* no se ha enfermado por comer mucha fruta en batidos.

Es más, que estén en formato «licuado» es una excelente opción para que las personas aumenten su consumo de frutas y verduras si es que andan cortos de tiempo.[5,6] Sí, el *smoothie* mantiene la fibra e incluso ayuda a prevenir enfermedades cardiovasculares[7] y mejorar la salud intestinal.[8] Y no, no son un «golpe» de azúcar,[9] a diferencia de los «prensados en frío» que no tienen fibra —pero que tampoco son tan terribles como algunos «sabios» pretenden hacer creer—.

Una recomendación es no zampártelo to' de una pa dentro po, goloso. Mastícalo. La digestión también ocurre en la boca así que permite que esa amilasa salival actúe enzimáticamente sobre tu preparación. Esto también será un «aviso» para tus otros órganos y sistemas hormonales, quienes regularán el paso de glucosa a la sangre y la saciedad.[10]

Por último, recuerda agregarle hojas verdes para más fibra[11] y mejor regulación de insulina sanguínea.[12]

24

No necesito suplementos, la comida me da todo

Existe la noción errada de que «solo» por comer bien «me salvé, estoy listo pal cielo». Pero hay cosas que no vienen en la comida.

Por ejemplo, la vitamina D es esencial y no podemos obtenerla abundantemente de los alimentos.[1] Su forma natural de producción ocurre cuando tu piel toma contacto con los rayos UVB del sol, pero tamos en el mundo occidental, donde con suerte nos exponemos al *sun*.

O la B12, producida por las bacterias de la tierra, y antes producida por nuestros «bichitos» intestinales,[2] sin embargo, nuestra flora bacteriana intestinal ahora ta reguleque por la contaminación, la chatarra, el estrés y el agua «potable». O peor aún, si andas toa hinchá, con inflamación intestinal, tampoco se absorberá lo que comes por completo.[3]

Estas dos vitaminas están en déficit en gran parte del mundo, comas como comas.

Otro ejemplo son las personas con anemia ferropénica moderada-severa, en donde la indicación médica es el suplemento de hierro.[4]

Incluso en el mundo moderno, pese a que muchas personas tienen mejor acceso a alimentos, siguen apareciendo deficiencias en niveles de calcio, zinc, selenio o magnesio.[5] En muchos de estos casos, no suplementar sería una irresponsabilidad personal y médica.

«Ay, es que los suplementos son artificiales». Bueno pues, y el celular, Instagram y Netflix también, pero no te veo quejándote de ellos. Mito que va de la mano con ese de que «todo lo natural es weno y todo lo artificial es malo».

La salud no se trata «solo» de lo que comes, por más integral que sea. Para lograr un bienestar global es esencial flexibilizar el pensar y aceptar que estamos en un mundo diferente al de hace años atrás. Antes vivíamos en pelota (vitamina D), comíamos tierra (B12), plantábamos y trabajábamos en nuestra propia huerta, el estrés máximo era huir del león y la contaminación era mínima.

Sí, la alimentación puede entregar mucho, pero no lo es todo tampoco.

Así que, si por ahí lees algún *influencer* jactándose de lo limpia, nutritiva y completa que es su alimentación y que, además, «no necesita suplementos», apriete *unfollow*.

25

Agüita con limón en la mañana pa alcalinizar la sangre

Este mito se hizo bien famoso unos años atrás, pero parece que la cosa continúa. Si le piden a San Google que les muestre los milagros que un limoncito matutino tiene, el santo responderá con toda su benevolencia:

«Alcalinizarás tus células».

«Te desinflamarás y prevendrás el cáncer».

«Mejorará tu tránsito intestinal».

Y bajarás de peso, obvio, porque ahora todo sirve pa bajar de peso.

Pero si revisamos las publicaciones sobre el tema, esta cuestión comenzó mal, ya que no existe tal cosa como «alcalinizar el cuerpo». CHAN. Tu sangre funciona y se mantiene estupenda en un ambiente (pH) casi neutro.[1] Claro, algunos alimentos tienen distintos niveles de pH, pero esto no significa que si comes uno u otro, tu pH celular va a cambiar. El *body* tiene sistemas ultra-complejos y especializados para tratar de mantener la neutralidad orgánica y sanguínea. Por algo tienes riñones, pulmones y huesos po, wachini.[2] Al más pequeño desajuste, estos órganos hacen su pega tan bien que ni te das cuenta.

Lo otro es que hay distintos espacios en tu cuerpo que tienen pH extremos. Por ejemplo, el estómago,[3] que debe mantenerse más ácido —por eso secreta ácido clorhídrico y pepsinógeno a través de las células parietales— para poder digerir las proteínas.[4] Estos son ejemplos que demuestran cómo funciona realmente la biología.

Así que tómate nomás esa agüita caliente con limón en la mañana. No te vas a alcalinizar, pero al menos te hidratarás, obtendrás algo de vitamina C y se estimulará tu digestión.

26

Hacer detox y dieta alcalina pa curar el cáncer

Y para sanar casi cualquier dolencia, desintoxicar el hígado y tirar pa'rriba.

Métale comiendo piña, batidos verdes y «agua alcalina» embotellá.

Adiós a todes los problemas con esta milagrosa dieta.

Vuelve el wachini a San Google y le salen todos estos gloriosos beneficios, pero como les conté en el mito anterior, tus órganos y sangre mantienen unos pH (ácido-alcalino) constantes. Tratar de sacarlos de este equilibrio activa sistemas biológicos innatos que los ayudarán a mantener su medioambiente. Por ejemplo, los pulmones y los riñones equilibran el pH a través de la transformación del dióxido de carbono y los hidrogeniones, respectivamente.[1]

Además, tú ya tienes un hígado que está TODOS los días haciendo «detoxificación» pa mantenerte con vida.[2] Procesos químicos específicos que, si los imaginamos creativamente, tienen muchos colores y fuegos artificiales mezclados con una banda sonora portentosa, que suena detrás de cientos de reacciones que construyen y destruyen moléculas. «Sirve o no sirve», «me inflama o no», «lo necesito o se deshecha».

La detoxificación, llamada comúnmente desintoxicación, no solo sucede cuando a ti se te ocurre «desintoxicarte».

Los fines con los cuales se promueven estos conceptos de alcalinidad y *detox* ¡están totalmente errados! Son más publicidad que ciencia.

Pero no todo puede ser charlatanería ya que, coincidentemente, lo que realmente está detrás de esta dieta es una nutrición bastante sana a base de agua, frutas, verduras, legumbres y granos integrales.[3] Es decir, una alimentación basada en plantas, y ya sabemos, como wachini-científicos amateurs, que este formato de alimentación vegetal aporta nutrientes, fibra y antioxidantes; regula la inflamación y previene enfermedades crónicas. Incuso es promovido por entidades internacionales para prevenir diabetes, cáncer e infartos.[4]

Pero comiendo esto no te vas a alcalinizar po.[5] Esta alimentación es buena por los infinitos beneficios que sí se han comprobado que trae aparejados.

Entonces: menos *detox*, más plantas.[6]

27

Tomar agua alcalina pa prevenir enfermedades

Hidratarse es esencial. El beneficio del agua que ingerimos a diario, según cada necesidad personal, no se pone en duda.[1] Pero no porque en manantiales montañosos himalayísticos el pH del agua se acerque más a lo alcalino (contrario a lo ácido), significa que «esa» es la única y mejor agua pa beber.

Aquí ocurre el mismo error conceptual de los mitos anteriores sobre la dieta alcalina y la contraargumentación es la misma. Tus propios órganos regulan su pH, tu cuerpo lo hace solo.

El negocio de suplementos y aguas prometedoras de milagros, al igual que el de muchos políticos de hoy, es exactamente eso: mucho ruido, pocas nueces.

Of course, el agua de la llave es la última alternativa por la cantidad de contaminantes, cloruros y otros agregados que contiene.[2] ¿Qué hago entonces? Van bien, por ejemplo, los jarros filtradores baratos y duraderos que venden en cualquier supermercado y que filtran el agua de llave[3] (a menos que en tu región exista mucha contaminación) o los purificadores.[4]

Algunes mencionan la compra de agua embotellada semanal,[5] pero sabemos también el efecto negativo medioambiental de estas botellas y bidones plásticos.[6] A menos que realmente se reutilicen, reciclen y no se expongan al calor. ¿Por qué esto último? Porque los plásticos liberan ciertos químicos[7] al exponerse a temperaturas elevadas, que se depositan en el agua[8] contenida dentro y que luego tú tomas.[9]

Existen otros filtros más pro, de osmosis reversa o compuestos de cobre-cerámica, pero hasta ahora siguen siendo medio carozzi, y hasta que no se aprueben algunas leyes que disminuyan la desigualdad en Chile, aún estarán fuera del alcance de la mayoría.

Pero más allá de alcalinidades, aguas milagrosas y absurdidades similares, es el derecho al acceso de agua de calidad, sobre todo del agua de la llave, lo que personalmente encuentro más importante. Más aún si esta sigue estando en bolsillo de empresas privadas.

Podríamos partir por ahí primero, ¿no?

28

Congelar la comida hace que se pierdan sus nutrientes

Cuando se «sacan» los alimentos de «su lugar», comienzan a acelerarse procesos que antes llevaban un ritmo diferente. Como ejemplos están el cosechar una lechuga o matar una vaca para ocupar su carne. Antes, estando en «su ambiente», la lechuga crecía unida a la tierra, utilizando el agua y vitaminas del suelo, el oxígeno del aire y los rayos solares para hacer fotosíntesis. El músculo de la vaca formaba parte de un todo vivo, nutrido por la sangre que transportaba nutrientes hacia sus células.

Pero ahora, si dejásemos esta lechuga expatriada post cosecha tirada por ahí, la oxidación y falta de agua se la van a acabar, transformando sus verdes hojas en unas secas y amarillas imágenes de lo que en un pasado fue. Pa qué hablar de este trozo inerte ahora denominado lomo vetado, totalmente sin la identidad animal a la cual antes pertenecía. No es sorpresa para nadien que, expuesto este músculo a las inclemencias climáticas, y sin la protección del ente vivo al que pertenecía, se pudrirá. Muchos bichitos, insectos y bacterias participarán del proceso de muerte acelerada de ambos alimentos.

Ojo que estos procesos vitales no corren para aquellos comestibles creados y procesados por el ser humano, de forma tal que, estando más muertos que vivos, se mantienen en un estado zombie bastante sospechoso. Llámese hamburguesas mcdonaloides, chips salados, chocolates en barra y panes blancos, entre otros.

Volviendo a los dos casos previos, algo que puede retrasar de manera transitoria la oxidación natural asociada a estos procesos, son las técnicas de mantención creadas por la industria alimentaria. Dentro de ellas encontramos la congelación,[1] estado bajo los cero grados centígrados que deja a los alimentos en una especie de «pausa», al menos a simple vista.

Está demostrado que congelar los vegetales por mucho tiempo puede generar cierta disminución de algunos nutrientes, principalmente vitaminas como la A, C y complejo B.[2] Lo que no quiere decir, por ningún motivo alguno, que utilizar la tecnología de refrigeración sea malo, dañino o que se pierdan «todos» los nutrientes.[3]

Por supuesto que será muy diferente esa naranja recién obtenida del árbol frente a una congelada, que además viajó kilómetros para llegar a la mesa de una familia. Pero no olvidemos que esto último ha beneficiado a muchas personas que, en zonas donde no se producen alimentos por no tener recursos o estar en condiciones extremas, ahora acceden a estos.

Las metodologías para sostener por más tiempo «vivos» los alimentos son variadas[4] y seguras,[5] y han contribuido a mejorar los parámetros de salud de las poblaciones humanas.

Entre no comerte esos arándanos congelados porque «están congelados», versus meterlos nomás al batido, la ciencia es clara: cómete esa fruta, sea congelada, refrigerada o fresca. Lo mismo pasa para el resto de los alimentos provenientes de las plantas, ya que estos tienen múltiples beneficios de los que ya hemos hablado.

29

Ayunar te dará cálculos a la vesícula

Ahí yace la wachini de cuarenta años, con una vía con suero y analgésico intravenoso. Hace poco llegó a Urgencias por dolor en la pancita y náuseas. Traía una ecografía abdominal donde le habían salido varias «piedras» en la vesícula biliar, órgano adosado al hígado que almacena la bilis producida por este. Parece que años de sedentarismo, buena mesa y obesidad le están pasando la cuenta.

Espera un rato acostada y la enfermera le avisa que tendrá que ir al cirujano pa programar su futura extirpación de vesícula. Tener cálculos la deja en riesgo de cáncer, motivo por el cual en Chile se prefiere prevenir, extrayéndosela.

«¡Caray, otro órgano menos, voy de mal en peors!», piensa. Hace cinco años le sacaron el apéndice de urgencia y, cuando chica, chao amígdalas.

Pero de pronto recuerda que pa bajar de peso estuvo haciendo algo llamado ayuno intermitente. «¿Será esto el culpable de los cálculos?», pregunta. El doctor la mira de pies a cabeza y le dice: «¿es una broma?».

Quizás habrás escuchado info contradictoria sobre los beneficios que tiene comer menos o ayunar, versus el peligroso desarrollo de cálculos biliares. Pero veamos primero todo el contexto po.

Existen factores de riesgo claves para que en tu vesícula se solidifiquen partículas de, principalmente, colesterol.[1] Entre ellos están el tener colesterol alto en la sangre (dislipidemia), tener sobrepeso-obesidad, el hígado graso, diabetes, una dieta rica en grasas o colesterol, una dieta baja en fibra, tener sobre cuarenta años, usar anticonceptivos, realizar poca actividad física o tener antecedentes familiares de cálculos.[2] O sea, estamos describiendo a gran parte de la población chilena. Además, se deben confabular muchas de estas aristas para que de a poco comiencen a desarrollarse esas piedrecillas.

Y ojo que no nombré «ayunar» dentro de los principales factores, porque simplemente esto sería darle una importancia excesiva a solo un factor. Esto es pensar de forma reduccionista y convencional.

Pero ¿qué pasa con el ayuno? El tema es que la vesícula vacía la bilis acumulada hacia el intestino en la medida en que a este le llega comida. Por tanto, si hay períodos prolongados de ayuno, la vesícula se mueve menos y hay mayor probabilidad de que se cristalice este colesterol. Pero hasta la fecha, no hay ningún estudio que confirme que hacer «ayuno intermitente» —en el cual generalmente no se come por catorce o dieciséis horas en el día— se asocie con la formación de cálculos. Este factor de riesgo se obtuvo a partir de estudios antiguos en los que, luego de cirugías, en el posoperatorio los pacientes estaban largos períodos sin comer (tres a diez días).[3] Este pasar hambre sí se asoció a mayor producción de cálculos, cosa que no ocurre generalmente en el vivir cotidiano y menos en una sociedad tan wena pal diente como la chilena.

Enfócate, entonces, en regular tu peso, comer más verduras, menos lácteos, huevos y carnes (ricos en grasas y colesterol) o hacer más ejercicio, antes que andar asustade porque no comiste cada tres horas o ayunaste unas más de lo acostumbrado.[4]

30

No vayas a entrenar en ayunas

La actividad física se ha renovado de infinitas formas estos últimos años. Y amo, amo, amo que existan tantos formatos de ejercicios y maneras de potenciarlos a través de la alimentación. Dentro de la aceptación de estas múltiples formas de *training*, también es tiempo de tolerar diferentes realidades. Con esto me refiero a que hay personas que no pueden ir al *gym* sin desayunar o sin echarse un batido proteico, hay otros que necesitan un café pa sentir más *energy*, pero también existen aquellos que con un poco de agua están listos y no necesitan comer para levantar pesas, hacer *push-ups* o colgarse de barras calisténicas.

Hasta el momento la ciencia no destaca ninguna opción por sobre la otra, ya que dependerá de muchos factores como, por ejemplo, el tipo de actividad física.[1] Con o sin comida, la conclusión es la misma: entrena, ponte a hacer ejercicio, mueve el *ass*, por favor.[2]

Y no, no morirás, ni te faltará energía, ni quemarás más grasa o bajarás más rápidamente de peso al hacerlo. Es solo otra forma más de hacer el *workout*.

Esto también vale para personas con resistencia a la insulina o diabetes: muches de estos pacientes se han beneficiado con el ayuno intermitente asociado a la actividad física.[3] Y a otres simplemente no les hace sentido y prefieren comer. Todo es válido científicamente hablando, y no solo para diabéticos. Por ejemplo, yo utilicé harto el ayuno antes de ir al *gym* porque me sentía más liviano y con más energía; hice lo mismo cuando estaba en Alemania y tenía que asistir al hospital temprano en la mañana. Y sigo vivo y desarrollando masa muscular.

No te olvides de la sugerencia típica, pero que a algunos se les pasa de largo: siempre debes tener una guía nutricional personalizada. Esto, asociado a disciplina, puede hacerte conseguir resultados bastante interesantes.

La balanza científica estimula distintos tipos de formatos de alimentación para distintas etapas de la vida y para diferentes actividades físicas.

31

Siempre debes comer orgánico

«Soy tan estupenda, todo lo compro local, orgánico, ecológico, de temporada y a agricultores vecinos».

Uy, pero qué suerte tienes. ¿Podrías compartir tus privilegios o este marcianito es muy clase media pa ti?

No, pero en serio, más allá de imágenes que hablan por sí solas, si quizás ya es difícil que la gente coma más hojas verdes y legumbres, pídeles ahora que encuentren cosas orgánicas en un país donde recién está surgiendo este tipo de comercio. Suena un poco —muy— difícil.

¿Qué significa orgánico? Es un término legal utilizado para denominar a los alimentos (tanto animales como vegetales) producidos bajo ciertos estándares que, en todo caso, varían de país en país. Sin embargo, comparten algunas normas como:[1]

✔ El no uso de químicos sintéticos (pesticidas, antibióticos), irradiación o residuos semisólidos soltados al agua como desecho de las industrias.
✔ Evitar los transgénicos.

✔ Tratamiento de animales bajo ciertos requerimientos de alimentación y ganadería.

Suena bonito, pero ¿será realmente mejor o necesario andar
gastando el doble de *money* en estos alimentos? Veamos.

Primero, la agricultura orgánica igual descansa en la
utilización de productos secundarios[2] que provienen de
animales criados para consumo humano, como la compra
de su estiércol y huesos de peces que son usados como fertilizantes.[3] Tampoco es «libre» de pesticidas, porque estos
también existen en su formato «natural» (por ejemplo, los
basados en cobre[4]) que, en varios casos, terminan usándose
en mayor cantidad que los sintéticos por ser menos efectivos o seguros.[5] Al ser «naturales» su regulación tampoco
es idónea, considerando que existen múltiples agricultores
y empresas de esta línea que deben vender para subsistir.
Esto también pasa con los pesticidas y el agua que se utiliza en estas granjas.[6]

También está el tema de la tierra utilizada en la producción orgánica:[7] el rendimiento es menor en comparación a la producción convencional,[8] por lo tanto, se debe
explotar más área.[9] Algunos argumentarán que la «secues-
tración de carbono» (*carbon dioxide removal*) es mayor, por
lo que disminuye la producción de estos gases hacia la at-
mósfera.[10] Pero debido a que la tierra utilizada es mayor,
este efecto se neutraliza en comparación a las áreas fores-
tales que no se utilizaron para agricultura en el formato convencional (estos bosques también remueven harto
carbono atmosférico).[11] Incluso ciertas prácticas propias

de lo orgánico pueden aumentar la producción de gas metano, como el uso de gasolinas en el terreno utilizado.[12]

Por tanto, «orgánico» no es necesariamente mejor para el medio ambiente.[13]

Sin duda alguna existen ciertas prácticas más conscientes en la producción de alimentos, como el café producido gracias a las hojas secas que caen en suelos de comunidades de árboles de dosel (*shade grown coffee*[14]); la permacultura y sus doce principios que engloban consciencia ecológica, reutilización y respeto de ciclos naturales;[15] el control de pestes vegetales integrado (*integrated pest management*[16]) o la agricultura biodinámica (antroposofía).[17] Sin embargo, estos formatos más respetuosos son mínimos en comparación al comercio orgánico.

Pero también pueden existir personas a las que les importa un bledo la Tierra, así que hablemos de salud individual, pongámonos egoístas. ¿Es realmente la comida orgánica más saludable? La respuesta rápida es que no.[18] Un alimento orgánico (sea animal o vegetal) no será necesariamente mejor. Existen oreos orgánicas, chocolate con azúcar blanca orgánico, papas fritas orgánicas y cereales envasados ricos en calorías con sello orgánico, pero nada de esto es considerado «saludable». Se tiende a pensar que por el solo hecho de ser catalogado «orgánico» toy *ready*, me salvé del sobrepeso o de enfermarme. Pero comer oreos orgánicas no te llevará a tener menos inflamación po: la comida chatarra orgánica, sigue siendo chatarra.

¿Pero qué pasa con los consumidores de comida orgánica que reportan tener mejor salud? Bueno, generalmente estas poblaciones tienden a comer más alimentos vegetales (tanto convencional, como orgánico),[19] lo cual ya es un factor protector de enfermedades.

Se ha demostrado que los alimentos orgánicos tienen mayor cantidad de antioxidantes y fitoquímicos, además de presentar una menor cantidad de cadmio, uno de los tres metales pesados —junto al plomo y mercurio— encontrados, principalmente, en fertilizantes fosfatados sintéticos.[20] El cadmio es importante ya que tiene el potencial de acumularse en órganos como hígado y riñones, lo cual no es bueno. Pero esto es solo un factor.

¿Y los pesticidas sintéticos? Son horrendos, ¿no? Sí, pero los horrorosos, escandalosos y vertiginosos efectos negativos que tienen en la salud se encuentran en mayor proporción en personas que están expuestas directamente a ellos.[21] Es decir, los trabajadores de estos campos convencionales. Estar en contacto con ellos se ha asociado a cánceres como leucemia,[22] linfoma no-hodking,[23] enfermedades neurodegenerativas,[24] cáncer testicular[25] y síndrome de déficit atencional (en recién nacidos de trabajadoras embarazadas).[26] Pero ojo, vuelvo a repetir: contacto directo. No al comer alimentos de producción convencional. Además, no existe una diferencia tan significativa entre los niveles mínimos considerados «seguros» de pesticidas encontrados en alimentos convencionales versus los orgánicos.[27]

Dicho sea de paso, los pesticidas organofosforados (op) asociados a cáncer testicular, se concentran en un 90 % en pescados y lácteos,[28] no vegetales.

Estadística y poblacionalmente hablando, sabemos que el «comer orgánico» es más caro, y puede llevar a un menor consumo de frutas y verduras por este mismo factor de acceso, o por la frase: «no es fruta orgánica, entonces no la compro».[29] Lo cual es científicamente absurdo, porque la inmensa mayoría de los estudios que demuestran los cientos de beneficios que tiene el consumir vegetales, han sido realizados utilizando plantas convencionales no-orgánicas baratas.[30]

¿Qué hago entonces? Si tienes el acceso privilegiado marcianístico a comer cosas orgánicas, pues... ¡felicitaciones! Pero es clínicamente innecesario cuando hablamos de frutas, verduras, legumbres, frutos secos y granos integrales.

32

Los transgénicos son terribles

¿Por qué crees esto, wachini?

«Lo oí, me lo dijeron, salió una noticia, Google me contó».

¿Y sabes lo que es un transgénico?

Respuesta: «ehh... algo malo, ¿no?».

Y esto es muy común en el reino de los mitos: creo algo, pero en realidad no tengo ni idea de qué me están hablando y lo creo sin rechistar.

Pa que no te sigas haciendo güey: con la palabra «transgénico» (*GMO: genetically modified organism*) nos referiremos a cualquier «organismo», vegetal o animal, cuyo material genético ha sido «alterado» en una forma que no ocurre naturalmente, a través de recombinación natural o apareamiento.[1] ¿Sabías que cuando ocurre polinización abejorra o relaciones sexuales, se generan modificaciones en el ADN de las células implicadas, creando «nuevos» seres? Así naciste tú po, wachini. Y algo similar ocurre con las plantas o animales transgénicos.

Entre la ganadería para consumo humano se han creado cerdos y pollos —a través de ingeniería genética—

que son más «musculosos», es decir, que tienen más carne.[2] O vacas que pueden producir más leche o por un período más prolongado, incluso estando embarazadas.[3] Y desde el nivel vegetal, tenemos los ejemplos de cultivos típicos en la agricultura transgénica: algodón, maíz, soya y canola.[4]

«¡O sea, es terrible! ¡Son reales frankestein mutantes!».

Sí, puede ser, pero no significa que sean peligrosos o que no tengan ningún beneficio. Sobre todo si tomamos en cuenta el contexto social en el que estamos, en donde se prevé que uno de los más grandes desafíos de la raza humana será alimentar a más de once billones de seres humanos para el 2100. Sin mencionar el cambio progresivo en estilos de vida, alimentación y aumento de la demanda por comida.

Está científicamente demostrado que las plantaciones GMO proveen una oportunidad para aumentar la producción de comida de forma más eficiente, con menos utilización de terrenos y pesticidas debido a la creación de vegetales resistentes a los cambios climáticos, condiciones extremas, mejor rendimiento y mayor valor nutritivo, todo esto en menor tiempo de cultivo.[4] Un gigantesco meta-análisis demostró que, si bien el 95 % del algodón cultivado en China es transgénico, esto permitió disminuir en un 37 % el uso de agroquímicos, aumentar en 68 % la ganancia de agricultores y proliferar la ecología de insectos predadores de la planta del algodón.[5]

No sé si sabías, pero el arroz blanco es un alimento base en la dieta de muchas zonas africanas y del sudeste asiático, pero este no trae nada de vitamina A, déficit vitamínico grave que, según estimaciones, genera en un año alrededor de 600,000 muertes de niños menores de cinco años.[6] Sin embargo, a través de la transgenia se creó el «arroz dorado» que contiene más del 60% de la dosis de vitamina A diaria en 50 gr, lo cual ha permitido disminuir este déficit y salvar vidas en lugares empobrecidos.[6] Imagínense en un futuro algunos nuevos alimentos veganos ricos en hierro, calcio, vitamina D o B12 que se podrían crear sin necesidad de suplementación. O lo que ya están haciendo: creando productos 100% vegetales a base de plantas transgénicas que simulan el sabor del queso o carne animal. Un avance que permitiría, a futuro, disminuir aún más la cría de ganado para consumo humano.[7]

Además, los transgénicos también son ampliamente utilizados en medicina. Por ejemplo, esta ciencia permite llevar a cabo experimentos virales, antes impensados, buscando la creación de vacunas para el VIH, malaria o tuberculosis.[8] O la realidad de que antes se criaban (y mataban) centenares de cerdos para obtener la insulina que producían en su páncreas y utilizarla en humanos diabéticos. Hoy en día esta hormona megausada se obtiene a partir de una levadura transgénica creada para producir insulina.[9] Por otro lado, la industria transgénica permite disminuir el uso de animales en testeo de fármacos, alimentos o cosméticos, salvando bastantes ratas y conejos en el proceso.

¿Qué pasa con las alergias? ¿O lo terrible que pueden ser pa la salud?

A la fecha no existen estudios científicos que validen la noción de que comer alimentos transgénicos sea realmente malo para la salud.[10] Tampoco existe alguno que diga que generan «más» alergia en comparación a sus pares de cultivos convencionales u orgánicos.[11] Tampoco que, en humanos, generen trastornos hormonales,[12] alteraciones reproductivas[13] o que se te van a achicar los testículos[14] (sí, algunos blogs también dicen eso). Los pocos experimentos que demostraron algo parecido se realizaron aplicando directamente los pesticidas ocupados en cultivos transgénicos (como el *round-up* de Monsanto) en células (placas de Petri), placentas o en ratas y monos.[15] Esto está bastante lejos de lo que ocurre al «comerte» un maíz transgénico.

Sin duda la utilización extrema de pesticidas, como el glifosfato u otros, daña de forma potencial la tierra. Por ello, transgénicamente, se crean cultivos que necesitan menos tierra, menos pesticidas y con mayor beneficio nutricional.

«¡Es que se necesitan más estudios!». Puede que sí, pero ya hay bastantes. Y hacer más estudios también significaría la utilización de más animales en investigación, algo que ya se está viendo como poco ético, al menos desde el punto de vista animalista.[16]

«Es que no son naturales». Bueno, tampoco tu celular, ni el plátano perfecto que te comiste (¿sabías que muchos alimentos que ahora comemos han sido cuidadosamente creados por los agricultores mediante cruzas dirigidas de plantas?).

Ahora que ya tienes la info, pasa a ser tu decisión si comer o no estos alimentos. Pero, científicamente hablando, su producción irá en aumento.

Parte 3

MITOS VEGGIES

33

Es imposible comer vegano

Con tanto mito que anda rondando no es raro que quieras terminar convulsionando, enrabiade, dando vueltas en círculos y tirando la toalla.

¡Pero juerza, wachini! *Hold on*. La primera recomendación que te puedo dar frente a quien te diga que morirás siendo vegano y te lance la algarabía de mitos es: reírte y huye lo más lejos que puedas. No gastes ni un ml de saliva tratando de convencer a aquellas murallas parlantes seudohumanas que perdieron toda la capacidad de razonar o aprender de ciencia moderna. Hay varios de esos zombies deambulando por esta Tierra chatarrizada, hipercalentada y contaminada.

Incluso el veganismo, que en su base tiene una alimentación 100% vegetal, pero que también es una bonita filosofía de vida que respeta la vida animal, pasa a autodestruirse por los mismos humanos que forman parte de la «comunidad vegana» (algo de lo que hablaremos más adelante). Esto es claramente irrisorio y contraproducente pal «movimiento vegano», pero que ejemplifica el fenómeno de este mundo zombie irracional en el que estamos viviendo.

Métele otro ingrediente a este caldo de hueso si ahora vives en una cultura, sociedad o país que no es vegano ni cacha en qué consiste no comer nada de origen animal. Obvio que morirás po, si ya no queda nada pa comer *so true, so false?*

Chile, querámoslo o no, es un país del tercer mundo que está súper atrasao en muchas cosas y su base idiosincrática alimentaria está lejísimos de ser vegetal, a diferencia de India, por ejemplo. La lenteja con el tremendo chorizo encima, el pan amasao con mantequilla y huevo rewelto, el trozo de pata de pollo mojada en esa cazuela calientita, el guisado con trozos de músculo de vaca en cuadritos o los tallarines blancos con «carne» (que en realidad es casi pura grasa animal): nada de esto se acerca en lo más mínimo al veganismo.

Con esto no estoy tratando de que te desmotives. Es mejor que caches esta realidad pa que estés prepará, porque te va a ocurrir: estarás en esa junta familiar de fin de semana o en el asado con amigos y, por el poder del prisma lunar, se transformarán en *sailor* «expertas» en materia nutricional, biología, jueces de ética y enemigos ofendidos por tu nueva alimentación. «¿Y de dónde sacarás la proteína?», «es que se te van a caer los dientes», «ya no se te va a parar», «y si estuvieses en una isla, ¿qué comes?», «la vaca está ahí para comerla», «las plantas también sufren», «el ser humano es una raza superior», «está en nuestra naturaleza comer carne», «siempre hemos comido carne».

Y bueno, cuanto seudoargumento se le pueda ocurrir a ese cerebro supuestamente evolucionado en inteligencia e información… googleada.

Pero ahí siguen acumulándose los *papers* científicos[1] que avalan este estilo de vida[2] —sobre todo desde el ámbito nutricional[3] y microbiológico intestinal[4]— para prevenir, tratar y revertir muchas enfermedades[5] y beneficiar tu salud,[6] lo que te permitirá vivir mejor.[7]

Así que más allá de la ciencia, que es clara en «aprobar» una alimentación basada en plantas para toda etapa de la vida, quizás serán estos otros muchos mitos y factores sociales las piedras más duras en tu camino. Pero pa eso estoy po, no estás sola, solo y sole. A continuación, tengo todo un capítulo para ayudarte en esta transición veggie.

34

El médico y nutri siempre sabrán de alimentación vegana

Y este pack viene en formatos tipo:

«Fui al nutriólogo y me dijo que moriría si no comía carne».

«La nutricionista dale con dejarme lácteos descremados sin lactosa, y estos igual me hinchan».

«El médico me dijo que podía comer de todo nomás».

Y el que más me genera síncope explosivo inesperado vomitivo: «Fui al nutri, me dio una pauta que ya tenía impresa. Le dije que no comía carnes ni sus derivados. Tomó la pauta y rayó con un lápiz encima de todo lo que era animal y me dijo ¡listo! ahí está tu pauta». ¡Puaj! En qué irrisoria práctica se ha transformado la medicina y nutrición clínica.

Y así existe un largo etc. de frases pal bronce, oro y plata que ocurren dentro de los establecimientos médicos.

Wachinis, en los siete años de carrera de medicina me enseñaron NADA de alimentación científica terapéutica (lo aprendí fuera de la U y de Chile). Y lo más lamentable, es que aun en la carrera de nutrición, poco y nada les hablan a los futuros profesionales de que sí es posible ser un vegetariano/vegano saludable sensual.

No es raro que, si no van a un nutricionista o médico actualizado en estos temas modernos, aparezcan todas estas frases. Una paciente incluso me contó que su doctor le dijo que, si no volvía a comer carnes, que mejor no volviera a su consulta. ¿Esto es real? Súper *crazy* el colega, silencio pa él.

Una cosa está clarísima, cristalina, diáfana, prístina y transparente: no por ser nutriólogo o profesional de la salud, ese ser un humano estará apto para guiarlos en un estilo de vida vegano, con comida integral y sana.

Muchas de las recomendaciones de este tipo se basan más en cultura o tradición chilena, antes que en ciencia actualizada.

Yo me sigo topando con personas que, pese a tener diagnósticos de hipertensión arterial, diabetes u obesidad, siguen la pauta del nutri que le indicó marraqueta con jamón de pavo y quesillo. ¡Pero no vaya a comer fruta, no señor!

Por todo lo anterior: ojo, diente, esternón y wachalomo; atentes cuando les vuelva a pasar. Aprieta cachete nomás, pa que no te den una pauta dietaria basada en dinosaurios y prehistoria.

35

Te enfermarás grave si eres vegano

«Y te faltará energía».

Este fenómeno sí que es interesante, ya que pasa por alto que el 99% de los servicios de salud están abarrotados por personas que comen de todo (omnívoros), no los enfermizos veganos. Y resulta que más del 90% de los wachinis que atiendo en mi consulta son omnívoros que asisten por tener problemas de presión, azúcar, sobrepeso, colon irritable y cuanta cosa se les ocurra. No los veganos.

Incluso ser vegano encierra esta divertida paradoja de que, en general, tu alimentación tendrá más fibra, fruta y vegetales, trío de cosas científicamente probadas que te protegen de las enfermedades listadas más arriba. Pero, al mismo tiempo, te dicen que estás en riesgo hipotético de estas mismas enfermedades y de déficit de todo lo que te puedas imaginar: proteínas, músculos, calcio, salud, vida, amor, inteligencia, fertilidad, felicidad, virilidad, etc.

Y así vamos como sociedad, vueltos locos.

Esto lo van a leer harto a lo largo del libro: ¡la ciencia dice lo contrario! Comer más vegetales, frutas, legumbres y granos integrales está asociado a prevenir enfermedades crónicas. Y un estilo de vida vegano significa tener más de todo esto en el plato.

¿Dónde están los veganos enfermos hospitalizados? Yo no atendí a casi ninguno cuando estaba en el internado de cirugía o medicina interna, o neurología, pediatría o ginecología.

Si esto fuese verdad… ¿Por qué los pacientes me siguen diciendo que al dejar las carnes se les reguló el tránsito intestinal? ¿O que les bajó el acné y la alergia después de suspender los lácteos? ¿Y que sin huevo se normalizó el colesterol? ¿O que andan con más energía pal día a día?

Eso se llama SALUD, wachinis, no enfermedad grave.

36

La nutrición vegana
siempre es sana

Sí, está bien, les compro que personas que llevan una alimentación vegetariana/vegana tienden a comer más frutas, verduras y legumbres. Sí, tienen menos riesgo de infartos y ciertos cánceres. Peeero, no nos olvidemos de la otra polaridad.

También pasa que varios veganitos, sobre todo los primerizos, se pasan con los carbohidratos refinados. Terminan basando sus comidas en harina blanca (pan marraqueta), arroz blanco, azúcar refinada y bebidas/gaseosas procesadas.

Atiendo a varios *veggies* wenos pa la Coca-Cola (vegana en lo nutricional, pero con azúcar, cafeína y colorantes líquidos), otres con sobrepeso o resistencia a la insulina. Porque puedes ser vegano a puras papas fritas, tallarines con kétchup, pan con aguacate, galletas Oreo y café. Incluso se les olvida suplementarse vitamina B12. Finalmente terminan renunciando al veganismo por sentirse mal, fatigados y con alguno que otro síntoma más.[1]

Es por ello que para alimentarte 100% de plantas debes ser guiado por algún nutricionista (que sepa del tema si poh, no ese que se va a espantar porque no tomas leche de vaca). Más aún si recién estás comenzando, ya que puede ser complicado sostener una nutrición así, sobretodo en un país donde esta nutrición forma parte de una minoría de la población. La presión social puede ser el motivo más fuerte para renunciar.

El término científico utilizado para designar la comida vegana sana se llama «alimentación integral basada en plantas» (*whole food plant based diet*, WFPB).[2] La encontrarás así designada en *papers* científicos y experimentos modernos que la ligan a reversión de algunas patologías antes irreversibles como diabetes tipo 2, hipertensión arterial y ateroesclerosis coronaria (pelotas de colesterol tapando las arterias de tu *corazaund*).[3] Es esta otra razón por la que muches de ustedes han decidido acercarse a una alimentación libre de animales y sus derivados: por su salud, y me encanta que sea así. Es una razón 100% válida y que apoyo.

¿Y en qué consistirá el *plant-based*? Bueno pues, en las infinitas opciones de platos que se pueden desarrollar a base de: frutas, verduras, legumbres, cereales integrales, semillas y frutos secos.

¿Aún no lo intentas?

37

Comer vegano es aburrido y muy caro

Hablando de las «infinitas opciones» que se pueden preparar a partir de alimentos basados en plantas, ahora también existen muchas más opciones que la industria alimentaria se ha visto obligada a generar.

Cada vez es más fácil encontrar el reemplazo vegan para algo que comías previo a optar por los vegetales, por ejemplo, hay leches vegetales de sabores y fortificadas con calcio, quesos hechos a partir de frutos secos, papa o aceites de girasol y coco (con los cuales se pueden crear pizzas maravillosas). También vemos la utilización de gluten y soya para crear salamis, tocinos, carnes y embutidos veganos que quizás no sean 100% sanos, pero tampoco es tan sano estar todo el rato en la línea basada en plantas si vas a andar estresado por ser puro, casto e integral. Sobre todo, si te privas de ese pastelito vegano nuevo que lanzó esa marca x, relleno de crema de soya, chocolate y bizcocho sin huevo; o la nueva hamburguesa de lentejas y champiñones con mayonesa vegana.

Una de mis mayores alegrías veganas fue comenzar a ver la explosión de preparaciones sabrosonas vegetales que aparecieron de la mano de Pymes, emprendimientos, restaurantes y marcas más grandes. Y es importante hablar de esto porque sabemos lo que pasa cuando caemos en los extremos: aparecen los mitos y rigideces poh. La ciencia también apoya esta noción de flexibilizar[1] y adaptarnos.[2]

Dentro de este *boom*, lo lógico es que con el tiempo existan más y más opciones baratas y al alcance de todos. Pero si ahora nos vamos por el lado de lo que existe como materia prima, llámese legumbres, por ejemplo, basta comparar cuánto vale el kilo de ellas vs. uno de carne/pollo/pescado. La diferencia es abismante en cuanto a valor y lo que rinde (un bistec vs. una olla de frijoles). Esto también pasa al comprar una docena de huevos vs. un kg de avena integral.[3]

Las plantas, en general, tienden a ser más baratas y eso se comprueba en cualquier supermercado/mercado que vayas. ¡Realiza la prueba!

Ahora bien, si te pones a comprar esos productos veganos súper publicitados, procesados y «superalimentos», *of course* será más caro.

Pero pongamos algo de perspectiva también. ¿Cuánto dinero se te va sintiéndote mal, tomándote exámenes, pagando especialistas y comprando medicamentos? ¿O fumando? ¿O comprando alcohol, comida rápida y chocolates/dulces? ¿O enfiestado hasta la destrucción todos los fines de semana?

Cuando hablamos de comer plantas, hablamos de miles de pesos. Cuando hablamos de enfermedad, hospitalizaciones y cirugías, hablamos de millones.[4]

Bien dice la ciencia que más del 90 % de las enfermedades están ligadas a este estilo de vida occidental ejemplificado arriba; y que el 40 % de los cánceres se podrían prevenir si cambias lo que pones en tu plato.[5] «Pero doc., es que me aburro, no hay variedad en esta comida». Pero de qué me estás hablando, wachini, si llevas toda la vida tomando de desayuno y merienda un pan con mantequilla. Y tus almuerzos no pasan del arroz con pollo y los tallarines. ¿Será eso variedad?

Las enfermedades que más gastos generan, como infartos, cánceres y diabetes, son las que podrían prevenirse si alguno de esos cientos de miles de pesos los invirtieras en comer más vegano y saludable, y en dedicarle unos minutos a la cocina —pa no aburrirte, digo yo—; quizás tu vida, en general, sería más barata.

38

Si eres vegana engordarás; mucho carbo

El público omnívoro clama y grita esperando el resultado de la batalla campal que se desarrolla en el ring nutricional.

En una esquina un vegano se encuentra comiendo frutas, verduras, legumbres y cereales integrales; guiado por su nutri y entrenadora *plant-based*, agrega leches fortificadas en calcio, tofu firme y suplementos de B12 y D3. Esta nutri se leyó los últimos *papers* de nutrición veggie aplicada a la clínica y pasó la vida viéndose los videos del Dr. Michael Greger en YouTube.

En la otra esquina yace otro vegano zampándose los abundantes platos de fideos y arroz blanco, marraquetas, bebida, «carne» de soya procesada y azúcar refinada. Guiado por… bueno, nadien, es todo un valiente. Este vegano se cree superior al resto, salvando animales e insultando a los «carnacas» por ser inconscientes. Sin suplementos porque pa qué, si es antiespecista.

Los dos comen cada tres o cinco horas, mismas porciones y calorías. Igual actividad física diaria.

Pasan los días y los omnívoros sedientos de sangre y asado quieren ver ya el resultado de tan mortal e irónico enfrentamiento. Es que esta comunidad vegana está tan loquita… pelean entre ellos. Veintidós semanas después, el desenlace los deja a todes en *shock*, nadie lo creyó posible.

El vegano integral saludable y bien asesorado sigue la raja. Incluso aumentó su masa muscular, bajó porcentaje de grasa y previno cientos de enfermedades gracias a su estilo de vida.

Mientras, el otro vegano 'ta súper perdío. Sus exámenes son impactantes: glicemia por las nubes, colesterol al límite y parámetros inflamatorios elevadísimos. Bajó su rendimiento en el *gym* y su índice de masa corporal va en el sobrepeso. Incluso se siente bajo de ánimo, medio depre; ha perdido la batalla. Devora su última marraqueta y cae al suelo del ring fatigado, estreñido, rígido y con déficit de B12. Pero aún se cree superior. Aún no se da cuenta de que sus temas personales no trabajados y conductas narcisistas han sido escondidas tras el «veganismo», filosofía y estilo de vida que enseña totalmente lo contrario al odio y juicio violento mal intencionado pregonado por su persona. Ha sido responsable de autodestruir su propia comunidad de veganitos superhéroes.

El público rompe en vítores levantándose de sus asientos gritando el nombre del ganador. Le tiran nueces, duraznos y aguacates en muestra de celebración.

El veganador abraza a su entrenadora y saluda a sus hermanos humanos omnívoros que están en la transición. Saluda también a su psicóloga, quien lo mira orgullosa a lo lejos desde el estrado. Él entendió, por fin.

Y más allá de todo este sueño de luchadores ficticios, la verdad es que no, no engordarás necesariamente por el solo hecho de alimentarte de forma vegana. Como ya lo hemos repetido, la ganancia de peso depende de múltiples factores biopsicosociales, más allá de lo que comas.[1]

Y también del tipo de vegano que desees ser.

39

Te faltarán proteínas si no comes carnes

Vienen de la carne, ¿no?

El mito de que las plantas no tienen proteínas sigue rondando socialmente.

Los aminoácidos, moléculas que al juntarse forman proteínas, se dividen en esenciales y no esenciales.[1] Estos también se encuentran en el reino vegetal.[2] Y como ya lo hablamos, nuestro hígado necesita aminoácidos para construir las proteínas[3] —le da lo mismo si son de plantas o animales—. En el caso de las vegetales, si bien su absorción intestinal es algo menor debido a la fibra que las acompaña, en general basta con comer un poco más de ellas para lograr sus niveles diarios idóneos.[4]

El porcentaje de aminoácidos esenciales, tanto en productos derivados de animal como en la soya, se acercan bastante a los encontrados en proteínas humanas. Es por esta comparación que aparece el concepto de «proteína completa» o «de alta calidad». Pero pese a la creencia popular de que las proteínas vegetales son «incompletas», esto no se sustenta en la ciencia.[5] La realidad es que todas estas contienen algún porcentaje de todos los aminoácidos, pero diferentes cantidades. Aunque casi todas las legumbres pueden considerarse tan «completas» como la soya.[4] Pero volvemos a lo mismo: ¡tú hígado, wachini! Este va a producir sus proteínas humanas a partir del *pool* de aminoácidos del que ya hablamos. Por eso el mito de «combinar legumbres y cereales» tampoco cabe aquí.

Tener déficit proteico debido a ser vegano no se condice con los estudios que comparan este tipo de alimentación con dietas vegetarianas u omnívoras.[6]

Un tip pa los más *nerds*: por regla general, las legumbres tienen menor porcentaje del aminoácido metionina. Y el resto de las plantas son más bajas en lisina. Es por ello que llevar una dieta vegana variada es esencial.

Alimentos como frijoles, legumbres, garbanzos, tofu, quinoa, semillas y avena integral tienen mayor gramaje proteico.

No olvides que no solo de prote vive la cuerpa, y las plantas además tendrán otros compuestos beneficiosos que no contienen las carnes, como fibra y vitamina C.

En contraposición, la proteína del músculo animaloide le llevan regalitos escondidos: colesterol y grasas saturadas (al igual que en los lácteos y huevo), fierro heme (estudiándose como parámetro proinflamatorio), aminas heterocíclicas y nitrosaminas (liberadas al exponer la carne al calor de cocción). Todas y cada una de ellas ligadas a la enfermedad coronaria, la diabetes y la dislipidemia.[7]

Si solo nos preocupamos por «la proteína completa», dejamos afuera todo un mundo nutricional y médico importantísimo. Por eso, no, no te faltarán proteínas si te alimentas de plantas.

40

Te dará anemia si no comes carnes

«Las plantas no tienen hierro (fierro)».

Y este es de los mitos más antiguos, del año uno. En ese año aún no salían los estudios que demostraban que la anemia también ocurre en personas que comen carnes.

Más encima, el tipo de hierro (heme) que poseen los alimentos de origen animal, ahora se utiliza como un marcador de inflamación.[1] Es decir, se ha descubierto que este hierro animal está asociado a enfermedades cardio-vasculares.[2]

Las plantas sí tienen este mineral tan importante para el transporte de oxígeno, realizado por la hemoglobina de los glóbulos rojos. Si bien su absorción es algo menor en comparación a la encontrada en el músculo de vacas, pollos y pescados, también se absorbe. Por ello, las recomendaciones internacionales estimulan un mayor consumo de alimentos vegetales ricos en fierro (no-heme) como: legumbres de todos los tipos, espinaca, frutos secos, quinoa y avena integral.[3]

Hay cosas que inhiben parte de la absorción del hierro (tanto animal como vegetal) como, por ejemplo: lácteos,[4] suplementos de calcio,[5] té,[6] café,[7] mate,[8] alcohol,[9] chocolate (cacao) y omeprazol.[10] Por eso se aconseja no ingerirlas cercanas —una o dos horas— a tu plato lleno de hierro.

Y hay otras cosillas que aumentan su absorción, como los alimentos ricos en vitamina C: pimentón, tomate, limón, jengibre, zanahoria, cítricos[11] y, en realidad, gran parte de los vegetales, ya que por naturaleza tienen este nutriente.[12] Comerlos antes o durante tu comida ya es estímulo suficiente para potenciar su absorción.

Un intestino con una flora bacteriana medio mala y con inflamación o permeabilidad intestinal por demasiado consumo de refinados, procesados y harinas/azúcares blancas, también altera la absorción de hierro (y de todo en general). ¿Algún omnívoro o vegano weno pa la marraqueta y con anemia? Jijiji.

Ahora que tienes toda la info antianémica, que venga esa hemoglobina cargadita *on fire*, llena de hierro rojizo vegetal superpoderoso *drag queen*.

41

Te faltará calcio si no tomas lácteos

«Y te descalcificarás» porque «los lácteos son la mejor —o la única— fuente de calcio».

¿Pero cómo? Si el desayuno de la población general es pan con jamón y queso... o nada, porque apurados. De almuerzo un arroz con pollito y de merienda un pan con mantequilla, ¿cuánto calcio hay ahí?

Perspectiva con *shade:* ¿Quiénes llenan los servicios de traumatología por fracturas y osteoporosis? No los veganos, no vi a ninguno cuando hice mi pasantía por el Instituto Traumatológico en aquellos años de interno. Eran los omnívoros, que comen «de todo», los que salían con una pila de paracetamol y antiinflamatorios más órdenes de radiografía y densitometría.

Hace rato sabemos que no por tomarte la olla de leche tus huesos estarán estupendos. De hecho, revistas médicas prestigiosas internacionalmente han rebatido el argumento de la necesidad de consumir tres lácteos al día,[1] ni siquiera para prevenir fracturas[2] o muertes.[3] En sus propias conclusiones, la leche vendría siendo innecesaria si es que existen otros contextos para obtener el calcio (y otros nutrientes) disponibles en distintas fuentes vegetales como: cochayuyo, leches vegetales fortificadas, tofu firme, legumbres, kale, brócoli, nueces y jugo de naranja fortificado. Sin olvidar las hojas verde oscuro, como espinacas y acelgas que, al ser expuestas al calor (hervir, saltear o cocinar), «liberan» el calcio unido a sus oxalatos y así también resultan ser una fuente calcificadora.[4]

Los requerimientos de calcio diarios varían entre 500 y 1000 mg, dependiendo del país donde vivas, edad que tengas o guía clínica que leas. Y sí, esto se puede lograr sin lácteos.

Por otro lado, la salud ósea de tus huesos no depende solo del calcio que ingieres po. Un factor que a nadie le gusta, pero que está en la primera recomendación para la prevención de osteoporosis es… adivina, tu favorito: hacer actividad física[5] con «carga»[6] o peso corporal,[7] además de tener óptimos niveles de vitamina D.[8]

Una de mis fuentes favoritas de calcio es ese que viene «escondido» en el tahini, una pasta medio amargona, pero cremosa, a base de la semilla triturada del sésamo. Va genial en aderezos o acompañamientos pal pancito integral.

Varias recetas *vegan* pueden salir de aquí con todas las ideas que te estoy entregando, wachini.

¡Vamos por esos *veggies* con huesos atómicos!

42

La vitamina B12 solo viene en la carne

Si todos los médicos, nutricionistas y quienes te cuestionan supieran que, debido a distintas causas,[1] más del 30-40% de la población general tiene déficit de B12,[2] el cuento sería distinto. La falta de ella es un problema del mundo moderno, no solo del vegetariano/vegano.[3] Esta es una vitamina esencial para los seres humanos, producida por las bacterias de la tierra.[4]

Antes, el wachini no moderno producía esta vitamina a nivel intestinal gracias a la microbiota, y además la obtenía de la tierra mantenida en los alimentos que consumía (cultivados por él mismo). Sin embargo, esta cualidad inherente se ha minimizado debido a la mala alimentación, estrés, disbiosis bacteriana[5] e inflamación crónica ligada a diferentes enfermedades.[6] Por no mencionar la poca y nula relación que actualmente tenemos con ensuciarnos las manos y «comer tierra y bichitos», sobre todo debido a la necesaria sanitización de los alimentos. En conclusión, *good bye* bacterias productoras de B12.

Esta vitamina forma parte de múltiples reacciones químicas, funciones neurológicas y energéticas. Por eso, su déficit se liga a fatiga, pérdida de memoria, baja concentración, adormecimiento u hormigueo de extremidades[7] e, incluso, con mayor riesgo cardiovascular.[8]

¿La única forma de obtenerla es comer carne? No.[9] De hecho, la industria le suplementa esa B12 a animales y huevos ya que, debido a la mala calidad de las tierras (por contaminación, sobreexplotación y desmineralización), poco producen también los animalillos en sus intestinos.[10] Pero sin duda alguna, aquellos que están llevando una alimentación principalmente vegetal están en riesgo de déficit. Debido a lo anterior, todo vegetariano y vegano debe suplementarse.[11]

¿Y si me siento espectacular, no siento ningún síntoma, hago ejercicio, no tengo estrés, duermo bien y me alimento *plant based* integral saludable? Igual debes suplementarte[12] porque todos esos argumentos no significan que tus reservas del hígado no se agotarán nunca o que el déficit no generará síntomas a futuro. ¿Oíste, wachini? Si no te suplementas no podemos ser amiguesss. No, pero en serio, hazlo.

Con respecto a lo anterior, se ha descubierto una posible fuente vegetal de B12 a partir de la «lenteja de agua» (*duckweed*[13]), cultivada de forma muy cuidadosa e higiénica.[14] Sin embargo, esto es bastante reciente y no sabemos si es realmente activa en el cuerpo humano, tampoco si todos los tipos de esta planta la producen y, por último, está lejos de estar disponible para el público general.

¿Y las algas? No, ni las algas[15] (espirulina o chlorella) ni los champiñones poseen B12 biodisponible para el humano. Es más, debido a que las algas tienen una molécula análoga (similar) a la B12 y que ocupa los receptores que la absorben,[16] generan dos riesgos: el primero es impedir la absorción de la B12 que realmente podemos ocupar, y segundo, «falsean» los niveles de B12 en sangre al momento de hacer exámenes.[17] Por lo tanto, no las consideres como una fuente real.

¿Y la vitamina C inhibe su absorción? Caray, si fuese así no podrías comer ninguna fruta ni verdura. Y la evidencia científica va con apellido: son los «suplementos» altos en vitamina C que interaccionan con la absorción de la B12, por lo que el problema no son los vegetales ricos en ácido ascórbico. Por ello, si también estás tomando suplemento de vitamina C, lo ideal es que su ingesta esté separada por al menos dos horas para disminuir el efecto sobre tu suplemento de B12.[18]

¿Qué hago entonces? Lo ideal es medir los niveles para ver cuánto déficit puede existir y así guiar de mejor manera el tipo, dosis, formato y vía de suplementación. Esto vale tanto para omnívoros como *veggies*, tanto para embarazadas como adultos mayores, niños y adultos.[19] Existen múltiples formatos y cada vez hay más: comprimidos, polvo, *spray*, gomitas, inyectable, gotas, etc. Es de los suplementos más baratos y fáciles de encontrar, pero es importante que la indicación de suplementación la tome tu médico o nutricionista tratante.

«Es que la neurobionta no es vegana». *What*? Pero si la B12 utilizada para crear este suplemento es sintetizada por las bacterias del laboratorio donde se fabrican estas vitaminas para uso humano. ¿Qué de no vegano hay en ello? Favor de no confundir animales con bacterias. Los quisquillosos wenos pa ir en contra de todo parecieran darse un festín mezclando desinformación y ridículas falacias que, por sorprendente que sea, la *people* termina creyendo. No seas uno de ellos, porfa.

«Llevo mucho tiempo sin suplementarme, ¿está todo perdido?». No, wachini, *relax*. Siempre estás a tiempo para suplementarte B12. Tú dale.

43

Tendrás déficit de vitamina D si eres vegano

Los niveles bajos de vitamina D no son un problema exclusivo de vegetarianos y veganos. La hipovitaminosis D es algo ya típico a nivel mundial y las guías clínicas le dan harto color a la suplementación.[1]

En Chile, más del 80 % de la población femenina tiene niveles bajos, incluso severos.[2] Algo similar en adultos mayores.[3]

¿Y qué es esta cuestión de la cual todes andan hablando? Este compuesto químico se produce en nuestra piel cuando es expuesta a los rayos del sol. Y más que una vitamina, en ciencia se le llama «hormona» D, ya que cumple centenares de funciones biológicas.[4,5] Por eso tenerla baja se asocia a huesitos paabres, andar cansao, fatiga muscular, reguleque absorción de calcio e inflamación.[6]

Pa qué hablar de cuánto nos exponemos al sol con la cáncer-fobia que existe actualmente. Ni omnívoros ni *veggies* se exponen mucho a los rayos solares y tampoco se suplementan, así que no es sorpresa po. Sobre todo si vives en una ciudad, rodeado de edificios, ventanas y trabajos entre cuatro paredes.

Al igual que el déficit de B12, este es un problema del mundo occidental total, no de un grupo de herbívoros.

¡¿Dioh meo y qué hacemos ahora?!

Primero, la cantidad de vitamina D que traen los alimentos (huevo, pescados, lácteos, champiñones) es mínima, por lo tanto, la comida no se considera fuente primaria.[7] Segundo, la exposición al sol debe ser «inteligente» y según ciertas reglas científicas (ya que el sol en exceso sí se asocia a cáncer, sobre todo por la debacle de nuestra capa de ozono) como, por ejemplo, exponer manos, brazos y cara sin fotoprotector al sol a mediodía sería suficiente.[8] Sin embargo, al menos en Chile y en regiones polares de la Tierra, el ángulo con el que caen los rayos UVB tampoco es el ideal.[9] Es decir, tamos perdidos. Parece que la suplementación vendría siendo la respuesta pa todes.

¿Y qué tipo de suplemento? Existe la vitamina D3 (colecalciferol) y D2 (ergocalciferol).[10] La primera se puede obtener de pescados, lana de oveja o liquen (versión vegana[11]) y la segunda de champiñones tratados con rayos UV (también vegana).[12] Aunque la ciencia sigue estudiando cuál es mejor, ambas sirven. Pero la D2 no tiene un efecto tan a largo plazo y se deberían tomar más cantidades y en mayor frecuencia, lo que a varios se les olvida o, simplemente, les da flojera. Es por ello que la suplementación debe ser guiada, tanto en dosis como en formato, por tu médico tratante.

¿Existe examen pa medir sus niveles? *Of course,* si esto es ciencia, y con un minipinchazo sabremos en qué rango se encuentra en tu sangre. Pero lo más probable es que ya esté baja… *woops.*

Además, como es una hormona que regula la inflamación, sus reservas disminuyen aún más cuando el wachini tiene enfermedades como obesidad, depresión, estrés crónico, diabetes o presión alta. Por tanto, ocurre generalmente que, por más suplemento que se dé en estas patologías, si no trato la enfermedad de base, me seguirá saliendo baja. Por ello volvemos a la visión sistémica de la salud: tratar el todo y no la suma de sus partes.

Tomar diariamente vitamina D hoy en día es tan normal como tomarse el eutirox-levotiroixina matutino pal hipotiroidismo. A final de cuentas, también es una hormona.

44

Hay que comer pescado por el omega 3

A ver 'pérate un *second, wait,* no te apresures. Antes de obligarme o de tratar de meterme el salmón hasta por las axilas, veamos qué dice la ciencia.

Las guías de nutrición internacionales, sobre todo en contextos de enfermedad cardiovascular, recomiendan que el consumo de colesterol y grasas saturadas debe ser reemplazado por los ácidos grasos poliinsaturados y monoinsaturados vegetales.[1] Estos últimos los puede producir nuestro cuerpo y también se encuentran en aguacates y aceitunas. Pero ojo piojo, los poliinsaturados omega 3 y 6 son «esenciales», es decir, debemos obtenerlos de la dieta diaria.[2] Con el omega 6 no hay problema ya que se encuentra ampliamente en el mundo vegetal. Sin embargo, con el omega 3 comienza a quedar la grande, sobre todo si me pierdo en la vorágine de info científica existente sobre el tema.

Con peras y manzanas: los ácidos grasos omega 3 son principalmente tres, abreviados en DHA, EPA y ALA. El ALA es de una cadena corta molecular a partir de la cual el propio cuerpo puede formar EPA y, a partir de este último, formar DHA; todo esto a través de enzimas «elongasas» (que elooongan la cadena corta a una más larga).[3] En conclusión, el ALA debe ser obtenido de la dieta, no lo podemos «fabricar».

¿Dónde encontramos omega 3 ALA? En soya, nueces, semillas como chía, linaza o de cáñamo (trituradas todas) y aceites de estas mismas semillas o de canola.[4] El EPA y DHA se encuentra principalmente en pescados grasos (el famoso salmón que, dicho sea de paso, ya se demostró que no protege contra enfermedades cardiovasculares).[5]

¿Cuál es el gran debate científico? Que el porcentaje en que el ALA se convierte en DHA y EPA no es «tan weno» y disminuye aún más en adultos mayores. Y, por otro lado, que el EPA está asociado a la prevención de infartos y el DHA a un desarrollo idóneo de fetos e infantes. Esto deja en un «riesgo hipotético» a los veganos de tener más infartos (por más absurdo que pueda sonar) y a los bebés de madres veganas a un posible mal desarrollo neurológico.

Pero como todo lo hipotético idealmente debe pasar por un escrutinio científico, aquí pasa lo mismo que en los otros mitos. ¿Dónde quedó la ciencia? Los niveles óptimos de omega 3 no son el único parámetro protector de infartos que debemos ver. Y como ya lo hablamos, la alimentación basada en plantas tiende a ser rica en antioxidantes, fitoquímicos y fibras que protegen de esto.

Además, los estudios realizados en infantes de embarazos veganos no han demostrado diferencia significativa en el desarrollo neural comparado con el de bebés omnívoros.[6] Sin duda alguna la suplementación se hace necesaria si por ABC el *baby*, o la madre lactante, no está recibiendo las correctas dosis de omega 3 recomendadas.

«Es que las grasas vegetales no se absorben igual que las animales».[7] Bueno pues, también se ha demostrado que la flora bacteriana de vegetarianos y veganos se «adapta» y «cambia» para mejorar la absorción del omega 3 vegetal.[8] Es que las bacterias son muy reinteligentes po, no están ni ahí con echarse a morir porque el wachini cambió su alimentación hacia una más vegetal.

Otra forma de mejorar los niveles de ácidos grasos esenciales, además de comer diariamente alimentos ricos en ALA vegetal, es tener un buen equilibrio entre omega 3 y 6. Mucho omega 6 (frituras, mantequillas vegetales, frutos secos, snacks procesados, etc.) genera estados proinflamatorios, lo que es regulado por el omega 3. Si yo trato de balancear esto, no tendré por qué ocupar mis reservas de omega 3 para desinflamarme, lo cual también permitirá tener buenos niveles.

Por si eso fuera poco, aquí hay algo de lo que nadie está hablando... ¿de dónde diablos sacó el salmón tanto DHA y EPA?

...

Cri cri, cri cri.

¡De los vegetales, también! De una chiquitita alga marina llamada plancton (sí, como el de Bob Esponja). ¿Ves que las plantas te van a salir hasta en la sopa, wachini? Si ahora hasta hay suplementos veganos de omega 3, a base de plancton, para saltarnos el pescado y obtener este nutriente esencial directo desde una de sus fuentes.[9] ¿Cómo te quedó el *eye*?

45

Niñes, embarazades, mujeres en lactancia y tu abuelito no pueden ser veganos

Cuando, en el 2003, la Academia Americana de Nutrición confirma que dietas 100% vegetales bien planificadas son aptas para toda edad,[1] en Tshile algún nutricionista le dice a una mamá que, si su bebé es vegano, morirá.

Cuando, en 2016, la misma agrupación reafirma que alimentaciones vegetarianas estrictas pueden llevarlas mujeres embarazadas, amamantando y menores de dos años…[2] nutriólogos chilenos siguen diciendo que la leche de vaca y el huevo son «esenciales» para estas etapas.

Y cuando, en 2017, el Congreso Español de Actualización en Pediatría dice que la alimentación basada en plantas es óptima desde recién nacidos hasta adolescentes,[3] en Chile los pediatras dicen: «3 lácteos al día… no hay cómo la proteína animal».

¡¿KIEEE ESTÁ PASANDA, DIOH MEO?!

Pareciera que una nube de desinformación e ignorancia siembra el caos entre los profesionales de la salud. ¿De verdad vamos a cuestionar que un niño coma semillas y frutos secos, pero no que tome Coca-Cola con Chocapic?,

¿en serio una embarazada no puede comer mucha fruta («cuidado con la diabetes gestacional»), pero métale hallulla? O lo que me contó una paciente: «el ginecólogo me dijo que no comiera legumbres porque estoy dando lactancia y mi bebé se puede hinchar…». ¿Pero sí puede comer queso y pollo todos los días?

Estamos viviendo en el mundo al revés. La ciencia dice algo y se recomienda lo contrario.

Wachinis bellos, es la alimentación occidental rica en lácteos, carbohidratos refinados, exceso de proteína animal y chatarra que tiene a nuestros *babies* alérgicos[4] y a las embarazadas con obesidad.[5] No las plantas, no las frutas, no la avena.

Que tus creencias personales no opaquen la realidad científica: la alimentación 100 % basada en plantas es apta para cualquier persona, en cualquier etapa de su ciclo vital, siempre y cuando esté guiada por un nutricionista o médico (actualizado, *of course*) y sea organizada, variada y correctamente suplementada. Que no se diga más.

46

Comer huevo es esencial

«Es que, doctor, yo produzco colesterol, por eso 'ta alto».

El colesterol humano, mis queridos wachinis, es un tipo de grasita esencial en la producción de hormonas y muchas otras funciones biológicas. De este existen diversos tipos, entre ellos el LDL (coloquialmente denominado «malo»), asociado desde siempre y en toneladas de evidencia científica, a mayor riesgo de infartos, diabetes, obesidad y otras enfermedades inflamatorias, según el Colegio Americano de Cardiología y la Asociación Americana del Corazón.[1] Quien diga lo contrario a esta ciencia ultra recontrademostrada está vendiéndote un libro, un suplemento o cayó redondito en el engaño comercial y a su vez creó su propio negocio. O quizás sigue estas dietas —*Atkins, Low Carb, Paleo, Grez, Keto-Ceto*— y «entrenamientos metabólicos» de las cuales ya hablaremos (*spoiler alert*: aberraciones nutricionales).

Pero más allá de esto, si leíste bien, dije «el colesterol HUMANO es esencial». Nosotres, personas *Homo sapiens*, producimos nuestro propio colesterol, es parte normal de

141

nuestra biología.[2] Producimos el suficiente para realizar todas las cosillas que nuestra salud necesita, es decir, el colesterol NO es un nutriente esencial (no debemos obtenerlo de la dieta).

«Comer» colesterol sí aumenta sus niveles sanguíneos,[3] favoreciendo la creación de placas de colesterol que a futuro se transforman en infartos.[4] Cuánto aumente variará de wachini en wachini,[5] pero aquello no quita que el consumo de huevo esté ligado a mayor mortalidad y riesgo cardiovascular.[6] No existe evidencia científica que avale que comer colesterol «de afuera» sea necesario para mantenerte sano.

¿Y cuáles son las fuentes de colesterol en la dieta? Todo lo animal po, si como animales, ellos también lo producen y se acumula en sus tejidos y secreciones: carnes (pollo, pescado, pavo, vacuno, etc.), huevos (tanto de gallina feliz como infeliz), embutidos y, sobre todo, lácteos (mantequilla, quesos, leche, helados, yogur).

Es así como el huevo, con cerca de 150-300 mg de colesterol por porción (dependiendo de su tamaño) viene siendo una fuente importante de esta innecesaria molécula dietaria.[7] Claro, tiene aminoácidos, vitaminas y minerales, pero todos estos pueden encontrarse abundantemente en el mundo vegetal. Así que levanta esa ceja dudosa si alguien te dice que «comer huevo es esencial».

Obvio que encontrarán en guías nutricionales la típica «no más de 300 mg de colesterol diarios» y similares, principalmente para quienes tienen alguna patología cardiovascular. Obvio que afecta poquito a personas activas y que realizan ejercicio semanal de manera constante.[8] Y quizás pocas cosquillas le haga a quienes llevan una dieta rica en fibra y baja en grasas saturadas,[9] pero seamos realistas: en el país con la población con mayor sobrepeso de la OCDE,[10] yo me la pensaría dos veces antes de andar promoviendo el consumo de huevos colesterolísticos.

«Es que el huevo aumenta el colesterol bueno HDL». Sí, pero este mínimo aumento falla en compensar los efectos adversos que se generan al elevar el LDL.[11] Además, la ciencia ya no está tan enfocada en subir el HDL como factor protector de infartos, sino que es más importante bajar el LDL.[12]

«Es que existen diferentes tipos y tamaños de partículas LDL así que estás generalizando». Típico argumento *Keto*… pero ke-*NOT*. Independientemente de qué LDL sea, este aumentará de forma significativa el riesgo de infarto, tanto en hombres[13] como mujeres.[14]

La cosa es simple: tú no necesitas colesterol de otros animales pa ser sano.

47

No podrás tener hijos
si eres vegano

Hasta yo pensé que era una broma, wachinis, pero me siguen llegando mensajes de que el doc. o nutri les dijo esto en la consulta.

¿Quién lo habría pensado? Parece que ahora comer vegetales se transformó en el más mejol anticonceptivo. Tsao condón, total, soy vegano… *not really bitch*.

De hecho, las poblaciones donde se consumen más cereales integrales, frutas, verduras y legumbres tienen mayores índices de fertilidad, mejor regulación del ciclo menstrual y calidad de semen.[1] Sí, semen: leche de coco, pero orgánica, sipo, gluten free y así.

In fact, aquelles con mayor consumo de carnes rojas, embutidos y refinados tienen menor probabilidad de embarazarse, ya que estos son comestibles que también se ligan a la obesidad y la resistencia a insulina, enfermedades típicas donde hay infertilidad.[2] Esos wachinis quedaron sequísimos, ni una gota de semen y el terrible pobre óvulo.

También ha sido demostrado que el mayor consumo de grasas saturadas está asociado de forma significativa a un menor conteo de espermios. A menos volumen de estas células sexuales, menor es la probabilidad de embarazarse. ¿Y dónde vienen los paquetes de grasas saturada alimentaria? En todos los productos de origen animal po.

Por el contrario, poblaciones que consumen mayor cantidad de antioxidantes, como el omega 3 de nueces, y frutas o verduras, tienen una mejor morfología (forma) de los espermios y mejor calidad del ADN de estos. Esto protege al futuro feto de desarrollar malformaciones o enfermedades genéticas.

¿Dato anecdótico? Los antioxidantes como la vitamina C se acumulan en mayor cantidad en tus gónadas (boliwis y ovarios[3]), ya que estos espacios corporales son más sensibles al daño producido por moléculas radicales libres (inflamatorias).[4] Estas moléculas aparecen especialmente ligadas a comestibles procesados, refinados, colesterol, grasas saturadas,[5] estrés, falta de ejercicio y mal dormir. Por ello, el consumo de frutas y verduras también protege tu fertilidad de forma constante.[6]

Más cosas *nerds*: comer ciertas plantas ricas en nitratos y citrulina, como el betabel[7] o la sandía[8] (mi favorita), permiten mejorar el flujo sanguíneo llevando más oxígeno a distintas partes del cuerpo. ¿Y cómo se logra una erección peneana o clitoriana? Con sangre po, llenando y vasodilatando esas arterias pa ponerle weno.

Así que ya saen ya, a ocupar condón nomás wachinis sexualoides, que ser vegetarianos o veganos los va a dejar más *hot* que NayaFácil.

48

Las leches vegetales no tienen calcio

Sí, muchas traen.[1] Fin... Esss bromaaa.

Ya weno, desarrollaré más el mito. Ojo que este generalmente va acompañado de otra frase pabre: «las leches vegetales son pura agua».

«Ay, es que no se llaman leches vegetales, porque son solo bebidas vegetales». Agh, *bitch please,* tanto drama por tan finita nimiedad. No es raro que anden todos con bruxismo si un ínfimo concepto genera tanta crisis convulsiva nutricional.

Leche o bebida o líquido, la custión es que no vienen de ninguna secreción obtenida de animal. Existen de tantos tipos[2] que ya me pierdo: soya, almendra, avena, arroz, coco, chía, nuez de la India, lupino, chufa (horchata), cáñamo, espelta, quinoa, kamut, cacahuate, sésamo, amaranto, avellanas, macadamia, etc. Nivel ordéñate la planta 3.0 poh. Si hasta el más quisquilloso va a encontrar una de su gusto.

Sin hormonas vacunas, caseína (proteína animal) ni lactosa. Naturalmente libres de toda esa *shit* extra porque, *dah,* las plantas no producen nada de esto.

Las que son fortificadas, además, traerán distintos agregados beneficiosos como vitaminas B12 o D, calcio o hierro.[3] Dicho sea de paso, muchas leches animales también terminan siendo fortificadas por la industria, pero no los veo quejándose de esto, señores de la policía alimentaria.

«Ah, entonces no po, porque son artificiales y tienen vitaminas sintéticas no reales, otsea, muerte, cáncer, inflamación y más muerte» ¿¡Ven!? ¿Qué les dije de esta policía nefasta?

¿Desde cuándo son tan exquisitos? Lo más bien que te tomas el suplemento de calcio pa la osteoporosis y el probiótico más el omega 3 de pescado que huele fuchi, o el ácido fólico en cápsula y el polvo de colágeno, junto con las chorrocientas otras pastillas que tomas. *Lol.* Tampoco te veo colocándole tantos peros a esa pizza ultraprocesada que te comiste post bajón o el chocolate refinado con palomitas que elegiste en el cine. ¿Y estás haciendo pucheros por una fortificación de una «bebida» vegetal? Oye tú, es que te pasas.

«Es que no sirve, no se absorbe». En realidad, sí se absorbe, *sorry*. Tus células no son estúpidas y la biología humana a nivel de receptores posee eficientes mecanismos para absorber lo que más pueda en los metros y metros de intestino que tienes ahí en el abdomen.[4]

Debemos dejar de ver la nutrición como algo muerto tipo: «no sirve» vs. «sí sirve». Somos seres vivos, deberíamos dar las gracias de que en estos tiempos hay opciones para todes y hay leches vegetales fortificadas con calcio para hacernos la vida más fácil, y más encima de múltiples orígenes.

Bebidas o no, libérate de ese cuadrado rígido nutricional que tan mal le ha hecho a la sociedad. Prueba la que más te guste o se adapte a tus requerimientos personales y *enjoy*.

49

Las plantas sienten

«Y si estuvieras en una isla, ¿qué comerías?».

No, no sienten.[1] Y no, no pretendo irme a una isla… fin.

«¡Qué va, Doc., desarrolle la idea!». Es que me da flojeritix crónica po. No saben cuántas veces me he topado con este «inteligente no-argumento no-científico» dado por los defensores de la parrilla.

Simple biología: que una planta tenga sustancias químicas similares a transmisores «neuronales» no significa que tengan sistema nervioso central, instintos, «sientan» miedo-rabia-alegría-amor o sufran si es que las maltratan.[2] No poseer un cuerpo anatómico que sustente todas estas complejas funciones pertenecientes al reino animal y humano las deja como son: plantas. ¿Has visto llorar a una lechuga? ¿La manzana se queja cuando la masticas? ¿Las legumbres tratan de escapar cuando hierven en tu olla? ¿La quinoa tiembla de miedo cuando están a punto de cocinarla? Quizás son ejemplos absurdos, pero fenomenológicamente obvios. El «sentir» engloba todo un aspecto emocional que va más allá de tener flores, hojas, tallo y raíz.

Así que lo vuelvo a repetir: todas estas características corresponden al mundo animal y humano.

«Es que los animales no sienten». Caray, parece que alguien 'ta un poquito desconectao de la realidad. La Declaración de 2012 sobre Consciencia en Cambridge, y que reunió a científicos reconocidos como Stephen Hawking, concluyó que seres no-humanos animales sí tienen el sustrato físico (cortical-subcortical y nervioso) para ser considerados conscientes y sintientes.[3] Ahí quedaste.

Yo sé que cuesta cambiar de hábitos. Pero no argumentemos con frases irracionales. Basta ver el comportamiento de ratas y monos cuando son utilizados en experimentos farmacéuticos y cosméticos.[4]

Si aún te crees el cuento de «carne orgánica», de «libre pastoreo» o «alimentados con pasto —grass-fed—», te olvidas que ese animal murió para que tuvieras parte de su pierna, estómago o lomo en tu plato.

Quizás te dicen que la vaca «murió dignamente» o que el pescado «vivió sin antibióticos»; pero se nos olvida que para los animales no existe la «opción» consensuada de elegir morir en manos de otras personas de manera tácita, libre y digna. Esa no es la vida de los animales de ganadería para consumo humano.[5]

¿En serio crees que el perro y el cerdo son distintos? ¿Y pollo vs. gato? ¿León vs. salmón? No, wachini, porfa no discrimines ni caigas en el especismo.[6] Que socialmente unos sean mascotas y que otros sean comida es solo eso: creencias-tradición vs. ciencia.

Antes era normal encarcelar a personas de color por ser de color, también era normal que las mujeres no votaran por ser mujeres y hoy es normal comer animales por el solo hecho de que son animales.

Así que antes de mandarme a una isla, cuestionemos esta isla cultural tan individualista y sus cánones sociales llenos de mitos.

50

La fibra bloquea la absorción de nutrientes

Y es así como un elemento esencial para tu intestino y salud se transforma en el culpable de que ahora estés to' desnutrido.

Qué paradoja, ¿no? «Comer plantas tiene cientos de nutrientes, pero no podrán ser absorbidos». *Sorry, coachs online* e *influencers*, les faltó estudiar más; este «riesgoso» mito no podría ser más rebuscado.

La creencia de que por comer más fibra se minimizará toda tu absorción de nutrientes y tendrás que tomar muchos suplementos o volver a comer carne es eso, creencia, no ciencia.[1]

Las plantas contienen fibra, principal alimento de la flora bacteriana, la cual se puede clasificar en dos tipos: fibra soluble como pectinas, gomas y mucílagos, las que han demostrado ciertos beneficios como disminuir la glicemia y el riesgo de infartos; y la fibra insoluble como la celulosa, hemicelulosa y ligninas, las que mejoran el estreñimiento y regulan el colesterol.[2] Las plantas las traen mezcladas en diferentes porcentajes.

El tema es que algunas de estas fibras pueden unirse a micronutrientes como el calcio, hierro o zinc disminuyendo en «algo» su absorción. ¡Pero no «toda» la absorción po, wachini! De nuevo volvimos a los extremismos de todo vs. nada.

A su vez, los alimentos ricos en fibra tienden a ser ricos en estos mismos minerales y vitaminas «bloqueadas» que, dicho sea de paso, se necesitan en pequeñas dosis,[3] pero la población igual tiende a tener déficit de varios de ellos.[4] Y si tienes una microbiota sana… ¡esas mismas bacterias también producen nutrientes[5]! Y no hablemos solo de bloqueos, no señor, porque la fibra tiene la particular función de estimular la absorción de vitaminas del complejo B.

Como te expliqué en los primeros mitos: fíjate en la complejidad del TODO, no en afirmaciones extremas que siembran más dudas que realidades.

Come veggie tranquilo, wachi: tu salud, tus bacterias y la ciencia te lo agradecerán.

51

Te va a doler la panza si comes tanta fibra

Sigamos con la fibra, que ahora es la responsable de los dolores abdominales que tienes hace años. Ironía and *shade*.

Tú, wachini, tienes un enorme sistema digestivo plagado de bacterias que regulan infinitas cosas —la ya mencionada microbiota[1]—. Esta ecología microbiana puede ir cambiando a lo largo de la vida, adaptarse, por eso quienes están transicionando hacia lo vegetal-integral pueden sentir su abdomen distinto las primeras semanas o meses.[2] Pero es un poco obvio que pase esto, ¿no? Si antes de esta transición, a tu flora bacteriana con suerte le llegaba algo de fibra —que es su alimento— y estaba acostumbrada a la marraqueta, las bebidas, la chatarra, la proteína animal y los lácteos. Había formado grupos bacterianos medio tóxicos y enfermizos, y lo más probable es que ya antes de ponerte a comer más fibra había alguna manifestación de inflamación intestinal.[3] Pero tú la «normalizabas».

Ejemplo de esto es cuando pregunto en la consulta: «¿Y hace cuánto que sientes el abdomen distendido?». Y la típica respuesta es: «Ay, doctor Nico, siempre toy así (pausa, tocándose la barriga), hinshá como sapo. Amanezco y me voy a acostar como si estuviese embarazá». ¿O sea, naciste hinchá? Imposible.

Esta inflamación intestinal también tiene la capacidad de extrapolarse a otras partes del cuerpo: cefalea o dolor articular,[4] reflujo, infecciones, alergias,[5] bajo ánimo/ansiedad[6] o Alzheimer.[7] Son tales las consecuencias de esta disbiosis[8] —pérdida de esos microorganismos amigos— y permeabilidad intestinal por tus antiguos hábitos, que ni siquiera te has detenido a replantearte si será real que las plantas fueron las culpables.

Si hasta yo me andaba pedorreando de lo lindo cuando cambié la alimentación, pero ya no era un meteorismo doloroso, indigestivo y diarreico. Chao cólicos.

La microbiota tiene el potencial de adaptarse a la comida fibrosa que la mantiene biológicamente sana.[9] Por lo que creo fervientemente que es mucho mejor un pim-pumpeo a tener enfermedades graves o andar entera empastillá.

Así que paciencia, wachini, que la fibra y esos gases pasajeros pueden ser la puerta de entrada pa una mejor salud a largo plazo.

52

Las plantas hacen mal porque tienen antinutrientes

My gosh people, give me a break!

Si ya las plantas eran «riesgosas» por la fibra, resulta que ahora no solo «te bloquearán» la absorción de vitaminas o te harán doler la panza, sino que te llevarán a la muerte por sus terribles «antinutrientes».

What? Yep, otro argumento más pa meterle miedo a los wachinis. ¡Cuídate de ese brócoli y esa legumbre! Meter miedo por redes sociales, por libros, por los ojos, narices, oídos y cuanto agujero puedas imaginarte; todo para poder venderte otra dieta típica rica en animales, tocino y que gastes unos pesitos en suplementos antilectinas.

¿Anti qué?

Vamos por parte. Los antinutrientes son sustancias químicas presentes naturalmente en gran parte de los vegetales,[1] sobre todo en legumbres y cereales integrales. Las producen para protegerse de sus depredadores (insectos) en su entorno «salvaje» (léase, una huerta jaja).[2] Como ejemplos de ellos tenemos a las lectinas (hemaglutininas), saponinas, fitatos, oxalatos y taninos.

Y la verdad es que encuentro súper desatinado el nombre. Porque pese a que esas moléculas «no aportan nada» en el ámbito nutricional —y terminan siendo juzgadas por esto—, igual tienen ciertas propiedades escondidas. Se han ligado a la prevención del crecimiento tumoral (antineoplásico) en el colon[3] y otros órganos,[4] y a la citotoxicidad específica en células malignas.[5] Al interactuar con la flora bacteriana liberan acciones antioxidantes y antiinflamatorias aprovechadas por este medioambiente microbiológico.[6]

«Es que inhiben la absorción de calcio, hierro y son tóxicas». Naa, no nos pongamos catastróficos. Científicamente hablando, basta con dejar en remojo la noche anterior y luego cocinar estas legumbres y cereales para eliminar gran porcentaje de estos antinutrientes; saltear, hornear y hervir tus vegetales verdes, tomates o pimentones también funciona para el mismo objetivo y así, además, puedes utilizar lo que quedó de ellas para tu beneficio.[7]

¿Dieta libre de lectinas? Porfa no, la ciencia demuestra que el consumo de legumbres es uno de los factores más importantes en reducir el riesgo de cáncer de colon[8] y predecir la sobrevivencia en adultos mayores.[9] Es decir, si comes legumbres vivirás más y más sano.

Y totalmente contrario a este mito, los granos integrales se asocian a menor riesgo total de mortalidad por todas las causas, como cánceres y enfermedades cardiovasculares.[10]

Si los «antinutrientes» de las plantas fuesen realmente los enviados diabólicos del infierno para generarte permeabilidad e inflamación intestinal, la ciencia dura que tenemos no nos diría todo lo anteriormente expuesto. No existe «paradoja» vegetal, como dice un autor gringo por ahí;[11] las plantas siguen ganándole a los mitos.

53

Necesitas proteína animal pa cicatrizarte

«Y debes tomar caldo de hueso para obtener colágeno».

«Y si no, debes suplementarte con colágeno».

Siento que aquí se mezclan varios conceptos y no se cacha realmente en qué consisten.

Antes que nada, debo recordarles que la «proteína» como tal será construida a partir de los aminoácidos esenciales que obtengamos de la dieta y los no esenciales que nuestro cuerpo fabrica, sean animales o vegetales.[1] Es decir, en el «necesitas proteína animal», el «animal» está de más.

Lo otro es que la cicatrización, wachinis, es un complejo proceso biológico de varios pasos y que involucra múltiples células y moléculas, no solo el colágeno. Para que estos procesos se lleven a cabo, es «la totalidad» del sistema que debe estar funcionando, no depende de un solo factor.[2]

Por último, el colágeno. Hoy en día existe una mega industria provocadora que te urge a comprar estos suplementos porque si no los tomas te dará artrosis, envejecerás, no podrás cicatrizar y tu piel se derretirá.

¿Pero qué es el colágeno? Es una molécula proteica grande en hélice conformada por tres tipos de aminoácidos: prolina, glicina y lisina. Es decir, de partida NO ES una rica fuente de aminoácidos (solo tiene tres) y encontraremos muchos tipos más en legumbres, granos integrales o frutos secos. El colágeno es producido por unas células llamadas fibroblastos que viven en la piel, huesos y articulaciones; si es necesario producirlo, estas células lo harán solitas con la materia prima (aminoácidos) que reciben del cuerpo en general.[3]

El intestino, que es donde se absorben los aminoácidos, no tiene receptores para absorber colágenos. Si yo me tomo una pastilla de colágeno, no voy a absorberlo en realidad, sino que mi cuerpo lo habrá destruido en partes para absorber los tres aminoácidos que lo conforman.

«¿Y el famoso caldo de hueso rico en colágeno?». Tomando en consideración todo lo expuesto más arriba, esta sopita de moda termina siendo bastante pobre nutricionalmente hablando. Pa eso mejor te preparas una sopa de quinoa con varios vegetales picados.[4] Y ojo que los huesos de animales han demostrado poseer altos niveles de plomo,[5] un metal pesado que en nada le hace bien a la salud corporal.[6] Los estudios que demostraron este lado B del caldo de hueso fueron realizados en, nada más ni nada menos, esos supuestos «animales orgánicos».[7] No quiero ni pensar en los niveles de plomo y otras cosas que puedan tener los huesos de animales comunes y corrientes, ¡puaj!

«Pero nuestros ancestros siempre tomaban este caldo», dijo el *coach* de la dieta paleolítica. ¡Puede que sí! Cuando los animales no estaban *full* contaminados de metales pesados. Pero ya sabes lo que dicen de los que recomiendan esa dieta… cerebro de paleo, *next!*

Si yo me alimento de forma vegetariana o vegana, no significa que tendré «menor» capacidad de cicatrizarme, siempre y cuando mi alimentación sea correcta. Además, la salud de la piel también depende de otros factores como el estado inflamatorio del intestino y la foto-protección frente a los rayos del sol.

¡Lógica! Piensen en esa bebé de seis meses que solo se alimenta de leche materna, no toma suplementos de colágeno ni tampoco come legumbres o caldo de hueso para obtener aminoácidos. Pues, yo no veo que su piel se ande derritiendo ni resquebrajando por no poder cicatrizarse: su cuerpo logra realizar todas estas funciones pese a no «comer» colágeno directamente. Y tu cuerpo, también.

54

Los veganos tienen más riesgo de apendicitis

Ni idea de dónde salió esta frase, pero estuvo bastante presente un tiempo, sobretodo en redes sociales. Y como aún me la preguntan, obvio que hay que desmitificarla.

La apendicitis es la inflamación del apéndice,[1] pequeña parte del intestino grueso que antes se creía que no servía pa'na', pero ahora se ha descubierto que forma parte del sistema linfático como un órgano similar a un ganglio lleno de células inmuno defensivas y microbiota intestinal comensal benéfica.[2] Imagínatelo como una caseta policial atenta a ver qué sucede en tu colon.

¿Y por qué ocurre? La fisiopatología habla de que la causa física es un bloqueo de la conexión entre el apéndice y el intestino grueso, con mayor frecuencia debido a heces.

¿Y qué es lo que permite que tu cakiwi sea más fluida y viscosa? La fibra po: frutas, verduras, legumbres, granos integrales y frutos secos.[3] O sea, la alimentación más vegetal vendría siendo un factor dietario protector frente a la apendicitis.[4] En cambio, dietas pobres en vegetales están asociadas a un tránsito más lento y estreñimiento (y por tanto, caca dura), ambos antecedentes que se deben preguntar frente a casos de apendicitis.

Otras causas menos frecuentes de esta enfermedad, que termina por meterte a cirugía pa extirparte este miniórgano, son tumores o «cuerpos extraños».

Un estudio poblacional demostró que aquelles que no consumen carne animal tenían solo la mitad del riesgo de terminar en apendicectomía de urgencia, en comparación a los que sí comen animales.[5] Otro confirmó que tener apendicitis por causa de «plantas» o sus derivados (ejemplo: semillas) es mínima.[6]

«Filo, si total no sirve pa' ná». ¡Alto ahí! Porque ahora sabemos que aquelles sin apéndice tienen mayor riesgo de desarrollar síndrome de intestino irritable, gracias al descubrimiento de los «nuevos» roles inmune-microbiológicos de este órgano.

Por un futuro con menos apéndices inflamados y más heces blanditas recorriendo tu colon… «¡¡¡Que paaaase la espinaca!!!», exclamó la princesa vegana.

55

Se te van a caer los dientes si eres vegano

Porque es obvio, si te va a faltar calcio también, ¿no?

No es raro que el odontólogo informado salte rápidamente con este mito. Con frases así nos damos cuenta de la gran desinformación base que existe, al menos en Chile, sobre la salud oral.

Tatúatelo en la lengua: los dientes no se caen porque no ingieras el calcio de los lácteos.

Las dos principales causas de pérdida de piezas dentales son las caries[1] y la enfermedad periodontal (periodontitis[2]), no es porque al diente le falte calcio. Es más, los dientes no tienen receptores celulares mágicos que absorben calcio, esto ocurre principalmente en el intestino.[3] Y si ya leíste el mito del calcio vegetal, te darás cuenta de que tampoco es necesario consumir lácteos para obtener calcio.

Una vez abierta la caja de pandora, entendamos cómo, tanto omnívoros como veganos, se exponen a que se les caigan los dientes, más allá del calcio.

Hay tres factores de riesgo principales para desarrollar «cavidades» orales que, a largo plazo, pueden hacerte quedar con la pura encía: pH ácido oral, comida adherida a los dientes y bacterias orales (biofilm).[4]

Y para prevenirlas, lo que debes hacer es: lavarte los dientes —y con pastas de dientes fluoradas,[5] porfa— unos treinta o sesenta minutos post ingesta de alimentos.[6]

Comer más frutas, verduras, legumbres y granos integrales te protegerá de la pérdida de piezas dentales, pero eso no significa que «no será necesario lavarse los dientes», como he escuchado decir a unos *hippie-veggie-chicks* por ahí.

Tampoco es verdad que el «flúor» contenido en las pastas será dañino para el esmalte o que carbonizará tu glándula pineal.

Algunos estudios muestran que los cítricos, debido a sus ácidos naturales, generan cierta desmineralización dentaria.[7] Esto ocurre con todas las gaseosas y comestibles con pH ácido, como los vinagres.[8] Pero pese a esto, no se sugiere suspender el consumo de frutas, sino que, de nuevo, lo que hay que hacer es lavarse los dientes.[9]

¿Qué comestible es el más riesgoso y que ayuda a desarrollar cavidades e inflamación bucal? Los «azúcares libres», también llamada azúcar agregada, refinada o blanca.[10] Se ha demostrado que en países donde el consumo de estas azúcares es muy bajo, las caries prácticamente no existen.[11] También se realizaron estudios en donde veían el efecto que tenían los típicos «cereales para niños», esos con cajitas bonitas y coloridas, y eran bastante nefastos, comprobándose su potencial cariogénico (más caries) y de desmineralización dental (chao calcio de dientes).[12, 13] De hecho, la OMS recomienda que menos del 5 % de las calorías diarias, sobretodo en niños, provenga de estas azúcares tóxicas[14] (ojo que no estamos hablando de carbohidratos integrales ni los simples, que vienen en uvas o pasas).

Debido a lo anterior, no es sorpresa que más del 35 % de la *people* tenga caries, incluso a los doce años, o que estas no sean tratadas.[15] O que un cuarto de los mayores de sesenta y cinco años ya haya perdido todos sus dientes. ¡Somos demasiado wenos pal dulce, wachinis!

Obvio que la industria respondió que «ay, es muy difícil que la gente deje de comer azúcar, así que mejor enfóquense en promover el uso de pasta de dientes»,[16] algo que frecuentemente pasa con empresas millonarias: ¿pa qué tratar la causa si podemos tratar las consecuencias? Mejor desviar la atención, *again*.

Y para ponerle el ingrediente integrativo: se ha demostrado que la enfermedad periodontal no siempre está asociada a la presencia de placa bacteriana, sino que además necesitaría un «huésped susceptible» para generarse.[17] Esta «susceptibilidad» es llamada «inflamación sistémica» y está íntimamente ligada a lo que comemos, quizás por eso los vegetarianos tienen menor incidencia de periodontitis[18] y esta aumenta en quienes consumen más grasas saturadas.[19]

DATO FREAK: pese a que la evidencia sobre el uso de hilo dental no es tan fuerte como quisiéramos,[20] sí se recomienda usarlo, pero ANTES del cepillado.[21]

56

Por algo tenemos colmillos, pa comer carne

Varios mitos están falsamente ligados a una «lógica biológica reduccionista» que deja de lado otros factores asociados a la alimentación como, por ejemplo, la capacidad de poder reflexionar sobre nuestra comida más allá de tener dientes y utilizar el fuego.

¿A qué me refiero? A este mito, que se basa en solo una cosa para sacar conclusiones generales, sin tomar en cuenta que yo puedo «decidir» comer o no algo. Tampoco toma en cuenta el resto de la naturaleza: los elefantes son los mamíferos con los colmillos más grandes, pero son herbívoros. ¿Y los gorilas? Puede que hayas visto alguna foto de ellos abriendo la boca, pero comen principalmente frutas.[1] Por otro lado, los colmillos de muchos animales han evolucionado como medida de defensa frente a sus predadores,[2] no necesariamente porque «deben» o no comer algo.

Nuestros «colmillos» en realidad se llaman «caninos», y están lejísimos de parecerse a los desgarradores musculares que poseen leones o tigres. Amaría verte tratando de morder y sacarle la piel a una vaca... o te la pongo más fácil, a un conejo. Recuerda que también tienes que traspasar la piel peluda que los protege, ¡oh, gran humano, rey de todas las especies!

Si esto fuera cierto, ¿por qué entonces debimos crear lanzas y mecanismos para cazar en esas épocas de antaño? Descubrir el fuego nos ayudó mucho, transformándonos en «cocinívoros», pero los carnívoros no necesitan nada de esto y se comen la carne toa cruda. Ya quiero grabarte engulléndote un trozo de pollo crudo... ¡que pase la infección por *Escherichia coli*!

Hay quienes avalan la ya mencionada «falacia de la naturaleza»[3] para poder decir que es natural comer carne, por tener supuestamente dientes que nos lo permiten. Pero de nuevo, no por tener el pelo largo no será necesario colocarme un gorro «antinatural» si hay 20 °C bajo cero y me estoy entumiendo de frío.

La condición de carnívoro, omnívoro o herbívoro tampoco subyace «solo» en tener una u otra dentadura, sino que, por ejemplo, en la capacidad de absorción digestiva y el largo intestinal. Los carnívoros tienen intestinos cortos y ácidos, mientras que los herbívoros tienen metros y metros de vísceras.[4] Los omnívoros están entremedio, por tanto, pueden obtener nutrientes tanto del consumo de animales o plantas,[5] pero tampoco es un «deber ético colmillístico» comer carne.

Y por si no te has mirado la boca al espejo, tu anatomía dental también tiene otros dientes. En especial una gran corrida de muelas (molares), que permiten masticar múltiples veces la fibra vegetal para facilitar su digestión y hacer una pasta (bolo alimenticio) que se absorberá lentamente a medida que vaya del estómago al intestino delgado y de ahí al colon. Si eso no es una adaptación evolutiva, no sé qué más ejemplos darte. ¡No somos solo colmillos!

57

No eres lo suficientemente vegano

Según la Vegan Society, organización internacional vegana más antigua y que creó el término *«vegan»* en 1944 —utilizado hoy en día por todos ustedes—, la definición de veganismo es la siguiente: «Filosofía y forma de vida que busca excluir, *de la forma más práctica y posible*, todas las formas de explotación y crueldad hacia los animales por comida, ropa u otro propósito. Por extensión, promueve el desarrollo y uso de alternativas libres de derivados animales para su beneficio, el de los humanos y el medio ambiente. En términos dietarios, denota la práctica de eliminar los comestibles de origen animal o que presenten derivados de ellos en sus ingredientes».[1]

Y pa qué andamos con cosas, Chile está lejos aún de «ser vegano» o ser una sociedad familiarizada con este término. Poco a poco ha ido aumentando la población vegetariana o vegana, que prefiere las opciones vegetales antes que animales, que está «en la transición» a llevar un estilo de vida más vegetal o que prefiere reducir al máximo su consumo de derivados cárneos (reducitarianos). Este *boom* también ha sido masificado por redes sociales, YouTube, documentales, Netflix y una industria que ve un nicho en crecimiento.

Pero pese a todo esto y de que podemos ver el vaso medio lleno, ocurre el fenómeno interesante —sobre todo dentro de la comunidad vegana misma— que se caracteriza por los extremismos, perfeccionismos y criticismos si es que «no eres lo suficientemente vegano». Veganos nivel diez que buscan un veganismo puritano que raya en lo infantil y absurdo.

Las frases de este fenómeno pueden ser las siguientes:

«¿Eres vegetariano por los animales? No sirve porque igual comes huevo».

«¿Vegetariano? Yo gano porque soy vegano».

«¿Eres vegano? Ah, pero comes refinados».

«¿Omnívoro carnaca? Eres un asesino».

«¿Basado en plantas, pero comes miel? *Fake vegan* comedor de vómito de abeja».

«Llevo más años de vegano que tú».

«Es que tiene trazas de leche así que no es vegano».

«Es vegano, pero tiene gluten así que no vale».

«Si eres vegano no deberías comprar en supermercados».

«Tu suplemento de vitamina D no es vegano, hipócrita».

«¿Recaíste con el queso? Y yo que creía en ti».

«Es que las frutas y verduras que comes no son orgánicas».

«Es que la soya no es vegana porque destruye los bosques».

«Es que el aceite de palma no es vegano porque mata a los monos».

«Es que el café que tomas no es *fair-trade*, sigue sin ser vegano».

«Fuiste al zoológico o al circo, me das asco».

«No eres activista por los derechos animales, vales hongo como vegano».

«No donas dinero a ningún santuario animal, vegano de cartón».

«Compraste a tu perro en vez de adoptarlo, *shame on you*».

«Tu yogur vegetal tiene colorante carmín, perdiste».

«Cocinan tus hamburguesas en la parrilla, igual comiste algo animal».

«No regalaste tu ropa de cuero y seda, aún no eres vegano».

«Le dices mascota a tu gato, eres especista».

«¿No sabe sobre antiespecismo? Vegano a medias».

«No haces tu propia leche vegetal aún ¿qué esperas?».

«No comes todo vegetal integral saludable, vegano chatarra panzón».

«Tus cremas y cosméticos tenían derivados animales, eso no es ser vegano».

«Compras comida a una marca que vende cosas animales, vegano de papel».

«No te diste cuenta, pero esa barrita tenía suero de leche, fallaste».

«Ese medicamento fue hecho en un laboratorio que experimenta con animales así que igual los dañas indirectamente».

«¿Te dices vegano y aún no reciclas-reutilizas? Qué inconsciente».

«El suplemento vitamínico no era *vegan*, esas ovejas murieron por ti».

«El fármaco tenía lactosa, qué egoísta pensar primero en tu salud».

«Esa vacuna fue creada en una placa que tenía células de mono, sería antiético que te la inyectaras».

«Los excipientes de ese comprimido no eran 100% vegetales, mal ahí».

Y así la lista suma y sigue.

Yo a esto le llamo: «proceso de autodestrucción de la comunidad vegana».

¿A qué persona en su sano juicio podría interesarle llevar una «vida vegana» si el vegano que quiere que «te conviertas» te dice que eres un asesino y una mala persona por no hacer lo que él hace? Es como si todo esto se convirtiese en una evangelización invasiva y dogmática.

¿Acaso el vegano siempre fue vegano? Lo más probable es que no, también fue «carnaca», y por harto tiempo. No hay cosa más hipócrita que un vegano que olvidó su pasado y ahora se cree superior a los otros seres humanos por ser vegano.

Una filosofía de vida que nace del amor hacia los animales y el planeta termina transformándose en algo totalmente opuesto: odio y violencia hacia los demás, críticas destructivas y juicios malintencionados.

Todo esto es claro ejemplo de cómo un ser humano puede caer en visiones blanco y negro, imposibles de realizar, sin valorar los procesos y tiempos personales de cada individuo. ¿No eres tú mismo el que lucha por su independencia vital y que pide que no le anden imponiendo cosas?

Más encima las estadísticas señalan que el 80% de quienes «se hacen veganos» dejarán de serlo. Principalmente porque no han sido guiados en su alimentación, no encontraron apoyo suficiente —ni por los no-veganos o los sí-veganos—, porque fue insostenible por falta de recursos,[2] o porque lo hicieron «solo» por su salud sin investigar el tema ético de lo que la industria genera en los animales y el planeta.

Que te quede grabado: ninguna página internacional seria que promueve el veganismo estimula la violencia como forma de educar e informar al resto. Tampoco buscan el puritanismo perfecto y obsesivo criticón. Como está definido más arriba, parte de llevar un estilo de vida así, pasa también por cuán asible y práctico logre ser según tu contexto y acceso. Por ejemplo, en las mismas palabras del Vegan Society: «No está recomendado evitar tomar medicamentos (y suplementos) indicados por tu médico. Un vegano muerto, o quien deja de serlo, no es bueno para nadie. Solo si es posible, puedes solicitar/buscar que los fármacos prescritos sean libres de gelatina o lactosa (o que los suplementos sean de origen vegetal)». Sin duda alguna más vale vegano vivo que se toma su vitamina D, se coloca su insulina o termina la receta de antibiótico, que vegano to' enfermo y en déficit.

Si buscas ser 1000 % vegano, ese que «no se contamina» con nada animal y no come nada que produzca sombra, lo más probable es que debas comprarte una burbuja, irte a vivir a una isla y basar tu alimentación en hielo, porque lo más probable es que la bicicleta que usas contenga cuero animal en sus neumáticos, que en la pintura del auto que manejas se haya utilizado grasa animal para su fabricación, que la cera de la Gillete que utilizas pa cortarte los pelos tenga gliceroles animales o que la crema «natural» tenga entre sus ingredientes un número raro que resultó ser una secreción de insecto y no te diste ni cuenta.

Veganismo no es extremismo ni perfeccionismo, nada de eso está incluido en su definición. Y no deberías sentirte mal por estar haciendo cambios saludables y que llevan a una forma más consciente de vivir. Deberías sentirte orgulloso y abrazar esos pasos que, por más pequeños que sean, aportan en la disminución del consumo de derivados animales.

Tampoco deberías escuchar a esos veganos que proyectan sus propias violencias internas y temas no trabajados en tus errores. Allá ellos que cayeron en la trampa del ego, con sus inseguridades y psicoterapias no realizadas.

La ciencia es clara en cuanto a los beneficios que tiene el veganismo, tanto en lo alimentario como planetario.[3] Tú dale nomás, que yo te apoyo sea cual sea el ritmo o el tiempo que te tome: unos irán más rápido, otros más lento. Unos se caerán y se volverán a parar, pero la vida vegana seguirá creciendo conforme más info, humildad, tolerancia y empatía exista.

58

La leche de almendras está destruyendo a las abejas

De cuando en cuando, la industria alimentaria productora de comestibles derivados de animales tratará de desviar tu mirada de los reales problemas y hacerte sentir mal. Y la impactante «noticia» que informa sobre cómo el cultivo de almendras estaría destruyendo la vida de millones de abejas es otra de ellas. Incluso llegaron a decir que la «leche de almendras», ampliamente utilizada hoy en día, sobre todo por vegetarianos y veganos, no sería vegana por el daño que les hace a las creadoras de miel.[1]

Así que inspira, espira, *pranayama*. Y antes de que te metan el *dick* en el *eye*, pongámosle perspectiva a lo que realmente puede estar sucediendo.

Lo que hace rato nos vienen diciendo las investigaciones asociadas al medioambiente y el mundo abejorro, a diferencia de lo que dice este notición —«que plantar almendros es la causa de la extinción de las abejas»—, es que el excesivo y no regulado uso de pesticidas es el principal causante de alterar la vida, los ciclos reproductivos y el sistema inmune de estos seres vivos;[2] junto con producir alteraciones en la miel y el polen que producen.[3] Además, la producción de almendras no es la «única» actividad que tienen las abejas, esto es otra generalización que lleva a malas interpretaciones.

Una revisión científica reciente confirma que entre los años 1990 y 2015, pese a que el uso de pesticidas se ha reducido a la mitad en los países de la Unión Europea, la aplicación de ellos por terreno cultivado se ha doblado. Esto ha generado que el número potencial de abejas muertas haya aumentado seis veces en estos 26 años. ¿Qué significa esto en números? Alrededor de 30,000,000,000,000,000 polinizadoras menos (sí, con dieciséis ceros).[4]

El uso de agroquímicos de forma desmedida, asociado con el calentamiento global, son los causantes de no solo la extinción progresiva de abejas, sino que de otros insectos presentes en estos cultivos.

Muches wachinis prefieren substituir la leche vacuna por la de almendras debido a razones de salud o éticas. Pero para obtener estos productos, las abejas son esenciales en su actividad polinizadora. La industria alimentaria de almendras en California, USA, es responsable del 80 % de su producción total mundial, sostiendo 1,6 millones de colonias de abejas para polinizar sus huertas de almendros. Esta cifra no es menor, ya que engloba a la mitad de las abejas que producen miel en todo el país. Esta industria sostiene miles de empleos y, a su vez, no la tienen fácil por el descenso sostenido que ha tenido la población de abejas alrededor de la Tierra en estos últimos años. Aquello ha llevado a que los apicultores y cuidadores de abejas hayan mejorado sus prácticas de protección hacia ellas, ya que, por un lado, dependen de ellas para seguir con su fuente de trabajo e ingreso personal, y por otro, porque estas están en peligro de extinción.

Por ello, una frase que leí por ahí me hace tanto sentido: «las abejas necesitan a sus apicultores para seguir sobreviviendo en un ambiente protegido, los apicultores necesitan de la polinización que realizan sus abejas y los plantadores de almendros necesitan de las abejas». Lo cual ejemplifica las relaciones de co-dependencia que tenemos con otros seres vivos. Si no existieran las abejas, gran parte de los vegetales disponibles que utilizamos para nutrirnos no existirían.

Además, no olvides que la mayoría de las plantaciones de soya, maíz y trigo —industrias que utilizan millones de toneladas de pesticidas— no producen este alimento para personas, sino que para alimentar a los animales criados para consumo humano.[5] ¿Por qué no arreglar la base del problema antes que maquillarlo con «noticias» insustanciales?

59

Si eres vegano no serás inteligente

Y no solo la industria querrá confundirte, sino que también lo harán los medios masivos de comunicación, que muchas veces están más interesados en el rating o *likes*, antes que en entregar buena info.

Esto se ejemplifica en ese divertido artículo de la BBC News que se titulaba «¿Cómo una dieta vegana puede afectar tu inteligencia?» y que fue ultracontroversial y compartido en redes sociales.[1] En palabras simples, decía que ser vegano te llevaría a ser más estúpido. Qué bonito.

Así que pa que aprendas, wachini, cada uno de estos artículos seudocientíficos deben diseccionarse cuidadosamente antes de creer todo lo que dicen. Aquí algunos ejemplos de cuán malo y absurdo fue este en específico.

La noticia comienza mostrando a Gandhi adolescente comiendo carne en un picnic, un hecho aislado que da a entender... no sé qué cosa, en realidad. Pero quizás tratando de demostrar que este humano, reconocido mundialmente, no fue 100% vegetariano. ¿O quizás que la carne que comió en ese picnic le permitió llevar a cabo su futuro? *I don't know*, pero ya partimos mal.

También dice que «la carne nos hizo humanos». ¿Y qué pasa con los leones y otros animales carnívoros? ¿Por qué su cerebro no se ha desarrollado de la misma forma que el del *Homo sapiens*? Tampoco menciona que en realidad la glucosa es el principal combustible utilizado por el cerebro, en condiciones normales, para suplir su actividad diaria.[2] Estos carbohidratos pueden obtenerse fácil, y abundantemente, a partir de alimentos derivados de plantas.

Menciona que en 2016 una sociedad de nutrición alemana dijo que la dieta vegana no era recomendada para ningún ciclo vital, pero ignora que, en la contraparte, un año antes la Academia de Nutrición y Dietética más grande del mundo dijo completamente lo contrario en su revisión científica sobre el mismo tema.[3] Esta última es apoyada por muchas otras organizaciones internacionales de nutrición.

También cita a un personaje que dice que «la alimentación vegana deja en riesgo nutricional a niños», pero este supuesto biólogo —que finalmente resulta ser un filósofo de Oxford— tiene menos peso médico que un *candy*.

Argumenta que comer más vegetales genera, de alguna forma, menor nacimiento de niños hombres. Sin embargo, en India, donde más del 50 % de su población es vegetariana, el radio porcentual hombre:mujer inclina la balanza hacia los primeros,[4] en comparación a Estados Unidos o Europa donde nacen más niñas y la alimentación está más cargada hacia los derivados animales.

Y finalmente, se cae rotundamente en un ojo negro infinito al alertar sobre que las plantas no tienen ni creatina, ni carnosina ni taurina. Pero estos nutrientes no son esenciales, ya que el propio cuerpo humano los produce. Dice que la B12 se encuentra solo en carnes y huevos (mito 42). Y que tanto el hierro, la vitamina D, la vitamina B6, el ácido fólico y el omega 3 pueden estar muy bajos en veganos, en comparación a omnívoros, cosa que científicamente no es así,[5] e incluso a veces es al revés.[6]

Finalmente, habla sobre la colina, que sí se encuentra principalmente en productos animales, pero que, por ejemplo, la soya también contiene en una no despreciable cantidad por porción.[7] Además que la colina en grandes cantidades y no consumida junto a alimentos ricos en antioxidantes (como los vegetales) se transforma en óxido de trimetilamina en el cuerpo humano, molécula que está siendo estudiada como un factor proinflamatorio[8] y ligada a infartos.[9]

Lo que es peor aún, cita a «expertos» en el tema, pero que han publicado *papers* científicos financiados por la industria del huevo y carne. Algo que no puede ser tomado en serio.

Los vegetarianos y veganos tienden a tener menores niveles de colesterol LDL e ingesta de grasas saturadas en comparación a los consumidores de carnes,[10] lo cual se ha asociado a menor riesgo de alzheimer y otras enfermedades degenerativas.[11]

Pero la noticia de que comer brócoli y legumbres te va a beneficiar no generará tantos *clicks* como decir que comerlos te puede llevar a ser más idiota.

Y, por último, pero no menos importante: Joaquin Phoenix, ganador del Globo de Oro y el Oscar por su actuación principal en el Joker, es vegano desde los tres años.[12] Si su ejemplo es sinónimo de estupidez, hada madrina por favor, conviérteme en el ser más estúpido de esta Tierra.

Parte 4

MITOS DE COSAS ESPECÍFICAS

60

La soya es lo peors y altera tus hormonas

Aquí la respuesta es depende... pero en realidad no. Esto es otra *fake news*. Aunque démosle, les contaré un poco.

Este frijol —sí, es una legumbre— es muy barato, por lo que es de los más antiguos y usados por la industria para crear diferentes productos.[1] Debido a esto, y como ha pasado con el trigo y el maíz, el coste de su cosecha se ha minimizado a través de la utilización de más agroquímicos y cultivos transgénicos en su producción.[2] De aquí viene la típica «carne de soya» y salsa de soya.

¡Pero no coloques toda la soya en el mismo saco!

Hay agricultores que la producen orgánica y libre de tantas trazas químicas, principalmente en Europa:[3] allá es *crazy* su política de seguridad alimentaria con esta legumbre, sobre todo en Alemania, donde pude comprobarlo personalmente.

En todo caso, se requerirían kilos y kilos de soya procesada para alterar nuestra biología. Las falsas afirmaciones como «es un veneno», «altera tus hormonas», «baja la testosterona», «es mala pa los niños», «es terrible para la tiroides», «te va a dar cáncer» y tanta *shit* así, no tienen sustento científico.

¡Es una legumbre, *for god sake*!

El mito de que la soya es tóxica está basado en ciencia con errores metodológicos:[4] con bajo número de sujetos en estudio,[5] unos pocos[6] casos aislados[7] o conclusiones obtenidas en ratones[8] de experimentación.[9] Y también se basan en las creencias antitransgénicas que ya revisamos o en dietas de moda[10] (especialmente esas en donde supuestamente eres alérgico a todo y terminarás comiendo carne, porque obvio). Pero en realidad *not*, cuando nos basamos en ciencia de calidad, vemos que la soya no altera la tiroides,[11] es una buena fuente proteica vegetal y tiene otros beneficios pa la salud.[12]

Lo que sí tiene el potencial de alterar las hormonas (insulina, tiroides, etc.) es lo que se come día a día:[13] harinas blancas, gaseosas azucaradas, lácteos y chatarra. La industria ha realizado un hermoso trabajo confundiendo a la población, desviando la entrega de información científica de calidad y sembrando la duda.

Además, esta legumbre es muy buena fuente de proteína vegetal y ha demostrado disminuir la mortalidad en general,[14] los bochornos de la menopausia,[15] prevenir la osteoporosis[16] y la recurrencia[17] y mortalidad[18] del cáncer de mama; esto debido a sus poderosas isoflavonas (fitoestrogenos receptor-selectivos).

Si te da alergia, OBVIO que no debes comerla, pero la población alérgica es mínima.[19]

¿Cómo comer soya entonces? Aquí algunos tips que no van mal:

✔ No más de tres o cinco porciones diarias.[20]

✔ Preferir sus derivados fermentados[21] como miso, tempeh, tamari, edamame y natto. Estos demostraron regular la presión alta[22] y la rigidez de la pared de las arterias.[23]

✔ Elegir los certificados «orgánicos» y «non-GMO» (sin transgénicos) en tofu, leches y proteínas en polvo.

✔ Alejarse al máximo de sus versiones ultraprocesadas (y que generalmente tienen otros agregados, como sal y glutamato monosódico) como, por ejemplo, la salsa de soya, la carne texturizada de soya, la lecitina de soya y las hamburguesas refinadas.

Como hablamos previamente, hay ciertos productos específicos —pero que son los menos— con los que hay que ser más cuidadosos al consumirlos, eligiendo sus versiones «más limpias» y menos procesadas. La soya es uno de ellos, lo cual no significa que sea la causa de enfermedades o peligrosa para la salud. No aprovechar sus múltiples beneficios científicos sería completamente absurdo.

61

Solo las legumbres fermentadas sirven

O como andan diciendo por ahí... «si no se fermentan, serán puro almidón y carbohidrato y engordarás». Tanto color que le dan estos «expertos» en seudociencia. Incluso en medios de comunicación masivos, como diarios y TV, siguen metiéndole miedo a los wachinis: «si remojas las legumbres por más de diez horas será lo peor, se extrafermentarán y te saldrán hongos en la panza» o «las legumbres tienen antinutrientes tóxicos que bloquearán la absorción de vitaminas». ¡Y zas! Si ya antes era difícil hacer comer frijoles a la gente... ahora mejor chao, mejor me sigo con la marraqueta y huevo revuelto, pa qué hacer cambios... ¡Es que es muy difícil con tantas reglas así! Entonces, como te darás cuenta, se nos fue al traste la transición a ser un humano más *healthy*.

Las legumbres no son carbohidratos, repite conmigo. Tampoco son una proteína. Son legumbres, una mezcla de ambas y de muchas otras cosas más.

Además, el consumo de legumbres (fermentadas o no) ya se asocia de por sí a menor riesgo de morir por cualquier cosa y a un aumento de la longevidad sana.[1] Es decir, ya son un alimento médicamente auspicioso.

Probablemente hasta a tu tátara abuela le quedaban ricos los frijoles dejándolos en remojo solo de la noche anterior. Luego los cocinaba calientitos y todes en la familia se nutrieron con el plato servido. Nadie murió inflamado por no seguir esas reglas absurdas que terminan confundiendo más que facilitando el proceso saludable.

Sí, las legumbres idealmente hay que dejarlas en agua para que su pared celular vegetal se ablande y luego sea más fácil cocinarlas al fuego.[2] Proceso que también minimiza los «antinutrientes» (algo de lo que ya hablamos). Esto es mucho menor en lentejas rojas o frijoles mung que no tienen hollejo.

Hay culturas que las dejan en remojo por seis, ocho, diez o más horas. Otras que permiten que «fermenten» en agua por más tiempo, incluso por uno o dos días, cambiándoles el agua en el proceso para que no se acumulen los bichitos típicos del proceso fermentativo.[3] A veces resulta agregar unas gotitas de limón o vinagre a la mezcla, pero tampoco es esencial.

Sin embargo, la verdad es que son diferentes formas de consumirlas nomás. Algunes se benefician de «fermentarlas» ya que no se hinchan tanto o mejoran su digestión. Pero a esta altura tú y yo sabemos que un intestino previamente inflamado y pedorro explosivo no se enfermó por comer muchas legumbres, sino que por comer otras cosas refinadas y llevar hábitos poco saludables por años.

Así que, sean fermentadas o no, con o sin hollejo, remojadas ocho o cuarenta y ocho horas, la principal recomendación aquí es: ¡¡come tus legumbres, par favaaar!!

62

No comas gluten porque es malo

Ser *gluten-free* ahora 'ta de moda po.

¿Acaso aún no eliminas todo el gluten de tu vida?

Pa que quede claro, el gluten es un mix de proteínas (principalmente gliadina y gluteína) presentes en granos como el trigo, el centeno, la cebada, la espelta y el kamut.[1]

¿Y la avena? Si bien «no contiene gluten en sí misma», generalmente se contamina cruzadamente, ya que se procesa en las mismas industrias que producen trigo y similares.[2]

Esta molécula vegetal proteinosa le da la consistencia elástica al pancito y a las muchas preparaciones que puedes hacer con ella.[3] No es coincidencia que el seitán (utilizado pa crear texturas similares a la carne en preparaciones veganas) esté basado en esta prote.

Pese a que la sensibilidad-intolerancia al gluten —también conocida como enfermedad celiaca— y la sensibilidad no celiaca al gluten afectan aproximadamente al 2% de la población mundial, existe un porcentaje mucho mayor de wachinis que, dejando todo lo que contenga esta molécula, se sienten mejor.

Pero la pregunta que muchas investigaciones científicas se hacen es cuánto de realidad o ficción hay en todo esto. Porque, dicho sea de paso, entre el 2000 y el 2010 hubo una explosión de *papers* ligando el gluten a prácticamente toda enfermedad habida y por haber.[4] Apareció una gluten-manía que dio nacimiento a una millonaria industria de productos libres de él, formulados a partir de harinas de arroz blanco, tapioca, azúcar, etc. Esto confundió nuevamente a la población y la llevó a preferir panes o envasados *gluten-free*,[5] pese a ser aún más procesados que las opciones que lo contenían.

Ocurre que, como ya hemos visto, el consumo de carbohidratos refinados en formato de pan amasao, marraquetas, fideos y dulces procesados está ligado a estreñimiento, meteorismo, síndrome de intestino irritable, inflamación y alteración de la flora bacteriana.[6] No es raro que al optar por una «dieta libre de gluten», pese a no tener ninguno de los diagnósticos mencionados al principio, te sientas mejor, te deshinches o bajes de peso. Esto se debe a que generalmente se restringen varios comestibles que antes ingerías y que resultaban ser altos en calorías y procesados. Pero quizás esto realmente sea harina de otro costal. Sin gluten no significa que sea sano tampoco.

La exageración de que todo lo que contenga gluten es malo también limita el consumo de granos que han demostrado prevenir múltiples enfermedades crónicas[7] y contener fibra que estimula la salud de la microbiota intestinal.[8]

También ya vas cachando que el intestino es afectado por múltiples factores. Sucede que muches gluten-fóbicos comienzan a llevar una vida más sana: hacen ejercicio, duermen mejor y comen más frutas y verduras.

Una opción que a varios les ha permitido tolerar y retomar el consumo de pan es su versión integral y de masa madre (la fermentación genera una predigestión de las proteínas del gluten[9]), aunque aún falta ciencia que lo demuestre.[10]

La ciencia aún no se pone de acuerdo en si es necesario realmente que aquelles que no tienen enfermedad celiaca o sensibilidad no celiaca dejen para siempre el gluten. Esto por los efectos adversos que una dieta libre de gluten ha demostrado generar en la ecología microbiana de personas que no tienen ninguno de estos dos diagnósticos.[11] Pero lo que sí está claro, es que sus versiones blancas y refinadas sí te provocarán malestar.

63

El «pan perfesto» es súper weno

Y los nutricionistas, nutriólogos y gastroenterólogos volvieron a caer redonditos.

Pa los que no cachen, este es un pan de molde con cuarenta y cinco calorías por rebanada.[1]

«Ay, qué excelente, no voy a engordar», «Si es light, es sano».

A ver, a ver, a ver, hagamos un ejercicio: sácate la ropa y mírate a un espejo. ¿Qué ves? Sin duda que no verás una caja de calorías ni tampoco una tabla nutricional. ¡Eres un ser humano!

Cualquier profesional de la salud que te dé una dieta enfocado SOLO en las calorías que estás comiendo… pa la casa.

Este pan es de harina blanca refinada. Y ya existe demasiada ciencia a la fecha que demuestra que el consumo de harinas blancas altera la flora bacteriana,[2] favorece la inflamación,[3] aumenta el azúcar en ayunas[4] y es factor de riesgo para desarrollar sobrepeso[5] y enfermedad cardíaca.[6] ¿Por qué seguir indicándole comer harina blanca a la gente? Parece que ser el país más obeso de la OCDE es insuficiente aún.[7]

También contiene sal blanca (factor de riesgo para hipertensión arterial[8]), azúcar blanca (factor de riesgo para resistencia a la insulina[9] y la diabetes) y sucralosa (edulcorante artificial que aún se estudia por sus posibles efectos negativos).[10] Pareciera no ser tan perfecto después de leer sus ingredientes. ¿En qué habrá estado pensando el nutri?

¡En las puras calorías, wachini!

No es raro que sigas hinchade y sin resultados de baja de peso a largo plazo. La supuesta perfección de esta rebanada de pan de molde blanco es otra treta mercantil más, y bien lograda. Pero es tan imperfesto como sus ingredientes.

Así que sigue la carrera iniciada en los otros mitos: huye de cualquier profesional que te lo indique.

64

Si le quitas la miga al pan es más sano

¿Saben cómo se hace el pan tradicional?

Su principal ingrediente es la harina, que normalmente es de trigo y blanca/refinada.

Si yo tomo esta harina, la moldeo y la meto a un horno para que se tueste su superficie y tome la forma del pancito al cual todes son tan adictos, esta sigue siendo harina blanca refinada, pero ahora con forma distinta, esponjosa y *ready* pa colocarle mantequilla arriba, esperando un derretimiento excitante y sabrosón. Pero, repito, sigue siendo harina procesada.

Ahora tomas el pan y le sacas parte de su contenido migoso. ¿En qué se transformó? En nada po, wachini, sigue siendo el mismo pan con la misma harina, pero te estás comiendo la parte tostada que quedó hacia el exterior en el proceso de fabricación. Quizás disminuiste en algo el contenido calórico, pero nada *mais*.

En los mitos anteriores ya aprendiste las consecuencias que el consumo de estas creaciones humanas ha generado en la *people*. Y este pan sin miga no se ha transformado mágicamente en más sano porque le quitaste la mitad de la harina con la que fue creado. Las consecuencias negativas de su consumo están presentes igual.

Así que en lugar de hacerte la tonta, prefiere sus versiones integrales y de masa madre; quizás de alguna panadería artesanal donde no estén megaenvasados y tengan infinitos ingredientes difíciles de pronunciar. Si hasta suero de leche le colocan a algunos panes integrales light de molde… o mezclan 50% harina blanca y 50% de grano entero.

Por eso siempre debes leer los ingredientes; sí, esos que apenas se ven, ya que son esenciales a la hora de elegir un pan más mejol. ¡Ve a comprar una lupa!

65

El elote, el betabel
y la zanahoria tienen
mucha azúcar

Cuenta la leyenda que la Tierra produce alimentos que nacen de su propio suelo, si las condiciones ecológicas lo permiten. Estos hijos geológicos se metamorfosean en las más indescriptibles formas, producen troncos duros, hojas infinitas y frutos.

Hay unos de hermosos colores brillantes, están protegidos por pelos y un papel verde que esconden el amarillo furioso: es el que llamamos elote. Hay otras que crecen profundas entre las piedras y hormigas, anaranjadas neones y que llamamos zanahorias. Existen unas similares pero purpúreas, redondeadas y que tiñen la orina: las conocemos como betabeles. Cada una fue inteligentemente creada a través de años y años de evolución. Cada una fuente de nutrientes esenciales, pero pese a toda su historia y estructura vegetal, la ególatra nutrición tradicional las cataloga de «muy dulces», tener «mucho carbohidrato» y recomienda que «no las comas si tienes diabeti».

KIE ESTÁ PASANDO EN TSHILEEE.

198

Estamos en una época en que el «azúcar» de la zanahoria es peor que la de un pan blanco. En donde el elote «engorda», pero obvio que sí puedes comer embutidos light. Y en donde el betabel es «muy calórico», pero ni un *problem* con darle duro a quesillos y yogures procesados e hiperproteicos (con colesterol y sal blanca).

Recomendaciones nutricionales patas pa'rriba po.

Si encuentras a alguien que se enfermó de diabeti por comer mucha zanahoria, elote y betabel, te juro que te hago un monumento.

De hecho, alimentos vegetales como estos tienen un efecto contrario al mito: promover la baja de peso,[1] regular la glicemia-azúcar,[2] reducir la inflamación[3] y prevenir las enfermedades crónicas.[4]

Y *atenti al lupo*, que no estamos hablando de elote tipo palomita de maíz o *popcorn*. Al comparar el contenido nutricional de estos, el elote contiene mayores concentraciones de magnesio, fósforo y potasio, junto con la preservación de polifenoles (luteína y zeaxantina) que previenen enfermedades degenerativas.[5]

El betabel y la zanahoria están clasificados como vegetales que ayudan a reducir el colesterol debido a sus habilidades químicas para «enlazar ácidos biliares» (*bile acid binding*).[6] Esto se debe a que, en la medida que yo disminuyo el recirculamiento de la bilis desde la vesícula biliar al intestino y viceversa (sí, hasta la bilis tiene un «ciclo biológico»), se reduce la absorción de colesterol. La medicina ha trabajado en fabricar «resinas» farmacológicas para tal objetivo, pero la Tierra ya nos provee de resinas naturales en formato vegetaloide.[7]

El betabel no solo contiene fibra, hierro, ácido fólico, vitamina C y potasio; también contiene moléculas como la betanina, estudiada por su capacidad para regular la inflamación y el estrés oxidativo celular.[8] Nitratos inorgánicos que en tu *body* se transforman en potentes vasodilatadores y con ello, bajan la presión arterial[9] y mejoran la llegada de oxígeno a tus músculos, cerebro y órganos.[10] Finalmente, el jugo de betabel ha sido estudiado por el poder que tendría para mejorar la capacidad física, sobretodo en ejercicios de alto rendimiento que requieran respuestas rápidas o utilización de energía en cortos períodos de tiempo.[11] Además de mejorar la neuroplasticidad en adultos mayores, previniendo el deterioro temprano cerebral.[12]

¡Así que cómete esa mazorca sin culpa, ay shiiii, que diabeti no te va a dar!

66

La avena engorda

«Es que cuesta digerirla después de las seis».

«Es que son puros carbohidratos».

«Es que es muy calórica».

¿Qué les pasa, nutris y docs.? ¿Qué pasa, sociedad tshilena? ¿En qué momento un cereal integral, lleno de fibra, minerales, proteína vegetal y vitaminas se convirtió en «malo»?

Yo se los diré: esto sucedió cuando la visión reduccionista de la nutrición convencional se intoxicó con los intereses industriales. Cuando les hicieron creer que era mejor una Coca light, tres lácteos al día y un jamoncito, antes que los vegetales. Cuando el enfoque en calorías fue más importante que la salud real. Porque, dicho sea de paso, ¿quién podría estar lo suficientemente loco para patrocinar y hacer un imperio a partir de comerciales sobre la avena integral?

Y te lo repetiré hasta que se te grabe en la cabeza: NO vas a engordar por «culpa» de una cosa.

Por un lado, la avena integral, entera o tradicional —y no la instantánea—, ha demostrado que permite regular el peso. Esto porque la fibra soluble de la avena produce una especie de gel viscoso que retrasa el vaciamiento gástrico, generando mayor sensación de «toy lleno» por más tiempo;[1] lo que también se demostró con una baja de peso y mejora en el índice de masa corporal en el 90 % de los que participaron de ese estudio controlado randomizado doble ciego[2] (tipo de estudio que tanto le gusta a los medicuchos *nerds*, como yo). Pero otro beneficio de incalculable valor médico es que su consumo también se asoció a una mejora en la función del hígado, prevención del hígado graso[3] y una menor severidad de esta enfermedad.[4] Algo que no sucede con el consumo de granos refinados (pan blanco, avena procesada, azúcar refinada, etc.).

Pero más allá de la baja de peso, que a tantos les importa por cosmética y fotos de Instagram, la avena integral se considera como un «nutracéutico» natural, y aparecieron *papers* titulados «la farmacología de la avena» por sus múltiples beneficios: antiinflamatorio, antitumoral, antioxidante y regulador del colesterol[5] y del azúcar en sangre.[6]

Recuerden que la avena tiene fibra, nutriente que ya en 1972, en estudios en África, se reconoce como un importante factor preventivo de la enfermedad coronaria (placas de colesterol en arterias del corazón[7]), la causa de muerte número uno en el mundo.[8] Incluso se catalogó como un factor que revierte esta condición y disminuye su progresión.[9]

Sabemos que menos del 3 % de americanos consume la mitad del mínimo recomendado de fibra diaria (25 gr).[10] Cáchate que si solo la mitad de los adultos aumentara en 3 gr su consumo de fibra, se ahorrarían $52 billones de gastos médicos solo en el dinero gastado por el estreñimiento.[11]

Pero uno podría rebatir que la gente que come más avena integral tiende, generalmente, a ser más saludable, comer más frutas y verduras, hacer ejercicio y suspender el tabaquismo de sus vidas.[12] Pero incluso así, al aislar el «factor avena», los efectos beneficiosos de ella se mantenían.[13]

¿El nutri te prohibió la avena porque tiene muchas calorías y «es un carbohidrato»? ¡¡¡Ve a atenderte con un nutri actualizado, *right now*!!!

67

El aguacate es pura grasa

El paaabre aguacatito, si hasta los nutris antiguos creen que su cremoso contenido de ácidos grasos poliinsaturados es argumento pa sacarlo de la dieta.

Y ahí los wachinis sufriendo con esa pauta tipo sin sentido.

«No aguacate, pero sí jamón de pavo».

«No aguacate, pero sí quesillo y yogur proteico».

Cuando la ciencia dice todo lo contrario… de nuevo.

El aguacate es una fruta (sí, es una frutiwi) que está asociada a la regulación del peso corporal si se consume habitualmente[1] y a mantener la sensación de saciedad.[2] Es considerada una de las mayores fuentes de variados antioxidantes que previenen la inflamación y enfermedades neurodegenerativas o cardiovasculares.[3]

Su contenido de grasas saludables no es sano *per se*, sino que estimula otras funciones escondidas, como mejorar la absorción de hasta seis veces más beta-carotenos contenidos en alimentos como la papa, el tomate y la zanahoria, en comparación a comerlos solos.[4] Por ejemplo, sería bueno hacer un aderezo que contenga al menos un cuarto de aguacatito. Y no solo esto, sino que también mejora la conversión de estos carotenos en vitamina A —obteniéndose 12 veces más de vitamina en comparación a comer solo la papa—, esto es esencial para que esta esté disponible y sea utilizada por nuestros órganos.

Como *freaky* dato, el aguacate contiene un químico llamado «persina» que se ha estado estudiando por su actividad «citotóxica» frente a células cancerígenas.[5] Es decir, el aguacate va a acabar con el cáncer. Esto ha sido comprobado en cánceres de boca,[6] esófago[7] y próstata.[8,9] Además, se detectó una sorprendente correlación entre hombres que comieron una porción de 60 gr de aguacate por día o más y la disminución a la mitad del riesgo de cáncer prostático.

Pero que FOEEERTE.

«Ay, es que es muy calórica».

No, el aguacate que le agregas a esa marraqueta con mantequilla y quesillo es lo calórico. Pero las calorías del aguacate no son solo calorías po, son nutrición que debe ser utilizada de forma inteligente.

De hecho, en poblaciones que consumen aguacate se descubrió la mitad del riesgo de ser diagnosticado con síndrome metabólico (condición que engloba al sobrepeso, la resistencia a la insulina y la presión alta).[10]

Si me enfoco en las puras calorías y grasas, obvio que hay que suspenderlo. Pero si voy más allá, obvio que es positivo.

Dedos pa'rriba, que el aguacate nunca ha sido el problema.

¡Pizza con extra aguacate, *please*!

68

Las papas son pura azúcar

¿Quién no ha escuchado lo terrible que son los carbohidratos de las papas?

Este tubérculo, del cual se han cultivado cientos de tipos, la mayoría originarios de Sudamérica, es una leyenda del tesoro nutritivo escondido.[1] Rico en carbohidratos fibrosos, agua, vitaminas E, B6 y C, aminoácidos, potasio, calcio, magnesio y fósforo.[2] ¿Es pura azúcar? No po.

Esa simplista comparación está mal hecha. ¿Quiénes son casi puro carbohidrato? Chiste repetido: el pan blanco, azúcar blanca y arroz blanco.

¿Engordaste por culpa de la papita real? No, wachini.

¿Engordaste al comer papas fritas con kétchup, queso derretido, crema ácida y el tremendo churrasco al lao? *Yes* po.

La ciencia sigue siendo clara: esta planta es saludable, aporta nutrientes, fibra saciante y fitoquímicos antiinflamatorios, antiobesidad, anticolesterol y antidiabéticos.[2]

Dentro de los cientos de tipos papudos que existen, la Organización Mundial de la Salud en 2006 enlistó a la «papa dulce», en Chile conocida por el nombre de papa camote, como «la campeona» de los diez vegetales más saludables.[3] Además de ser la más costo-efectiva-nutritiva en comparación a otros alimentos vegetales: más nutrientes y más barata.[4]

Ya en 1931 se descubrió que la papa dulce poseía una proteína[5] digna del más difícil trabalenguas: sporamina (SPP), como tripsina inhibidora tipo Kunitz.[6] Olvida su nombre, pero recuerda que se ha estudiado por sus propiedades antitumorales, tanto en cáncer de lengua[7] como en el colorrectal.[6]

¿Comerlas? Totalmente.

¿Cuál? Camote, idealmente.

¿Cómo? La ciencia explica que la mejor forma de disfrutar sus beneficios es hervirla antes que hornearla o saltearla.[8] Esto porque se gelatinisa de mejor forma la fibra que contiene,[9] disminuye su índice glicémico[10] y mantiene mayor cantidad de vitamina E.[11] Freírlas, sobre todo si se hace con aceites vegetales transprocesados, está en último lugar, ya que se forman «acrilamidas» proinflamatorias.[12]

La «piel» que la recubre contiene antioxidantes similares a los de los poderosos arándanos, así que no la saques.[13]

Santa papita dulce de las carmelitas, gracias por el favor concedido, me arrodillo ante *vocé* y ante todos tus beneficios.

69

El cacahuate es malo y engorda

De los *coachs* creadores de «la crema de cacahuate es muy calórica, mejor pan de molde con cajeta light» y de los docs. que dicen «no comas cacahuate porque altera la tiroides». El vapuleado cacahuate yace llorando grasa en la esquina.

«¿Qué e' lo que he esho?», se pregunta esta planta que puede reemplazar mantequillas animales llenas de colesterol y ese procesado yogur proteico de la pauta nutricional prehistórica

Esta legumbrita súper genial (sí, es una legumbre) es fuente de proteína vegetal y grasas saludables. Además, contiene ácido fólico, hierro, fibra, zinc, selenio, vitamina E y potasio.[1]

Al igual que la maltratada papita, la ciencia real actualizada informa que, además de sus fitoquímicos antioxidantes,[1] el cacahuate posee propiedades saciantes[2] asociadas a la regulación de peso en adultos[3] y adolescentes,[4] ayuda a disminuir el riesgo de diabetes[5] y prevenir enfermedades cardiovasculares.[1]

Y pa los más *nerds* como yo: se ha propuesto utilizar el test de olfato con crema de cacahuate pa detectar fases tempranas de la enfermedad de Alzheimer, debido a su alta sensibilidad y especificidad.[6] Esto porque en este diagnóstico sabemos que una de las principales áreas afectadas es el bulbo olfatorio ubicado bajo la zona frontal del cerebro, que permite diferenciar e identificar olores.[7]

¡Aleluya, dioh meo!

«Por mi culpa, por mi culpa, nunca debí hacer mella de tanto beneficio tuyo, cacahuate grasosito, riquito, adictivo. ¡Nunca debí esharte toa la culpa de mi sobrepeso, legumbre santísima! Sino que la culpa real es de esa olla que me comí anoshe, Rosa».

Y el cacahuate te mira, esperando que lo elijas a él en vez del quesillo.

70

El jamón de pavo es más sanito

Y la sarta de frases con recomendaciones permeadas de manipulación comercial industrial que dan pa reírse un wen rato. Si hasta docs. *influencers* las andan diciendo. Alerta roja, paro de orejas y tenis maratoneros listos pa huir si es que ves a alguien recomendando los siguientes:

- ✔ Jamón serrano a libre demanda
- ✔ Jamones light
- ✔ Jamones bajos en sodio
- ✔ Pierna real
- ✔ Pechuga de pavo cocida

La creencia de que los jamones de pavo o pollo (y no de cerdo) son mejores, es absurda. ¿Ustedes cachan cuáles son los cuatro principales ingredientes de TODO jamón? Sal blanca, grasas saturadas, colesterol y nitrititos proinflamatorios.[1] Todos son elementos que han sido ligados como factor de riesgo para enfermedades cardiovasculares, tipo presión alta, diabetes e infartos.[2]

Pese a que podríamos llenar estantes con la información científica ligada a cuán peligrosos son estos comestibles creados a base de grasa y desechos animales, los nutris siguen recomendándolos. Y obvio, son los invitados ricos de *cocktails*, tablas pa picar y *coffee breaks* de conferencias médicas.

Y pa pior, el tercer reporte internacional de cáncer coloca las carnes rojas y los embutidos tipo jamones, salami y tocino como «procarcinogénicos».[3] Esto significa que son procáncer. Por si no quedó claro: evidencia abundante indica que quienes comen embutidos tienen más riesgo de, por ejemplo, cáncer colorrectal.[4] Es decir, están al mismo nivel del cigarro y el alcohol en la generación de este cáncer.

«Si tumor en el oio quieres tener, jamoncito vamo' a comer», dice Yoda master.

Pa qué hablar de aberraciones dietarias de moda que promueven el consumo de estas carnes procesadas pa bajar de peso como dietas Grez o Keto (y no, orgánico no significa mejor) que, en su obsesión por hacerte perder unos kilos, terminan alimentando enfermedades aún más graves.

«¡Mírenme, toy flaca… y con un tremendo tumor anal!»

Así que, Nancy, sé digna: si en «alimentos permitidos» de la pauta del nutri o doc. sale «jamón»: ponte tu peluca, que suene «Cover Girl» de RuPaul, y modela caminando hacia la puerta de la consulta pa alejarte lo más pronto y estupenda de ese profesional de la in-salud.

71

El café y el té inhiben la absorción de todo el hierro

Tan extremos que nos ponemos a veces. Pareciera ser que la ciencia nubla nuestra mirada del cuadro completo.

He tenido pacientes que han salido más mal que bien después de la consulta con nutris que los «retaron» por haberse equivocado. Como si fuesen sus papás y ellos fuesen niñes. ¿Hasta cuándo tan paternalistas?

En vez de vincularnos sanamente con los alimentos, terminamos con miedo, tiranizados y siguiendo dietas imposibles.

Sí, wachinis, se inhibe PARTE de la absorción del hierro si consumes té, café, mate, kombucha, chocolate, cacao, lácteos, cerveza y/o alcohol, junto a las comidas o inmediatamente después de ellas. Pero ojo, es PARTE del hierro, no se inhibe todo po, pa qué tan extremos.

Tenemos esta mirada que se ha repetido harto en el libro: blanco o negro, y nada entremedio. Como si una taza de café tirase la maldición *Avada Kedavra potteriana* a los millones de receptores intestinales que tienes pa absorber el fierrito y shao, perdiste la batalla contra el mal.

Of course que alguien con anemia deberá tener especial cuidado en no mezclarlos. Pero no significa que tu comida se fue al traste porque, *woops*, su cafecito post almuerzo de vez de cuando.

Más que andar súper asustaos porque me metieron miedo en la consulta de que moriré de anemia por el tecito, mejor atraer consciencia y presencia al alimentarme.

RECOMENDACIÓN: consumir los «cuasi-inhibidores» mencionados más arriba ojalá una o dos horas antes o después de las comidas.[1] De esta forma disminuimos el efecto que puedan tener sobre el hierro. Y de paso me zampo el chocolatito vegano sin tanto estrés y miedo.

72

Un Chamyto* al día porque es weno

Classic Chilean style: «Si lo dice en el envase debe ser verdad, ¿no?».

Ehhh, pero wachinis, si hay algo que se llama Industria, de apellido Alimentaria. Esta casi buena amika serpiente maliciosa les va a tratar de vender hasta el producto más absurdo que invente.

¿Cuáles son los principales ingredientes de esta custión? Azúcar blanca refinada, sucralosa, leche entera en polvo y saborizante artificial.[1] Es decir, ya no es una buena opción para aquelles con intolerancia a la lactosa (o sea, para casi el 70 % de la *people*[2]) o con problemas tipo resistencia a la insulina o diabetes.

«Pero si solo aporta veintiséis calorías». Ok, harto hemos hablado de las calorías aquí así que haré como si no te escuché.

«¿Y los supuestos prebióticos que trae?» *Sorry*, pero con suerte le hacen cosquillas a tu flora bacteriana intestinal.

---

* El Chamyto es un producto equivalente al Yakult en México.

214

Es tan ínfima la cantidad que trae de *lactobacillos* que sería raro que estos paaabres *lactitos* tengan un efecto de real valor clínico.[3] Además, tu microbiota está formada por cientos de millones de colonias de bacterias diferentes, por lo que una no es ninguna.[4] Por otro lado, tu flora digestiva NUNCA ha necesitado las bacterias que traen las secreciones vacunas, puesto que se alimentan principalmente de la FIBRA y esta viene en las plantas (legumbres, fruta, verduras, cereales integrales).[5]

Encontré un solo estudio científico anexado en la página que promociona este producto. ¿Saben en cuántas personas se probaron los beneficios del Chamyto? ¡Ocho! ¿Y por cuántos días? ¡Catorce! *Sorry*, pero esta clase de investigaciones está por lejos de ser idónea para llenarnos la boca de frases como «beneficioso», «cuidar la pancita de tus hijos» o «proteger contra bacterias patógenas». Más encima no hubo grupo control.

Es tanta la cantidad de *shugar* de la *shamita yazuri yamilé*, que cubre casi el 70 % de la azúcar diaria que necesita un niño (según AHA).[6] Es decir, científicamente podría ser catalogado como un dulce.

Na' que decir po... ¡viva Chile mierrrdd!

73

La sandía es puro carbo y da diabetes

Ayayay, mi fruta favorita tampoco se salva de la nutrición convencional, que la considera prodiabetes y altísima en azúcar.

«Solo una taza al día, ¿ya?».

Pero pese a estar dentro de las frutas que pueden generar más aumento de glicemia-azúcar en sangre (mayor índice glicémico[1]), si se compara con la marraqueta —que no hay modo que salga de las mesas chilenas y pautas nutricionales tradicionales— su mala fama política comienza rápidamente a disiparse.

No es pura «azúcar», esto es lo principal que debemos tener claro.[2]

Está compuesta por un 90 % de agua y es rica en antioxidantes como licopenos y flavonoides, los que se asocian a la prevención de enfermedades crónicas como el cáncer y el colesterol alto.[2]

No tiene grasas y es libre de colesterol, factores de riesgo probados para desarrollar infartos al cora o al celebro.[2]

Contiene vitamina C, B1, B6, potasio, magnesio y b-caroteno. Todo esto le confiere propiedades reguladoras de la inflamación[3] que ninguna dieta con yogur proteico envasado, harta carne y productos light o diet te va a entregar.

Para quienes tienen problemas de azúcar, una forma de regular su paso a la sangre es comerla junto a otros alimentos ricos en fibra (vegetales) y grasas (frutos secos).

Por último, los carbohidratos simples que contiene la hacen amika íntima pa deportistas o wachinis fitness que buscan energía rápida y saludable pre o post entrenamiento.

Esta rosada fruta *gay friendly* contiene una nada despreciable cantidad de citrulina y arginina, aminoácidos esenciales pa aumentar el flujo sanguíneo. Esto permite una mejor dilatación de las arterias, que contribuye a bajar la presión arterial y prevenir complicaciones de la diabetes[4] —no es prodiabetes—. Y esto mismo, traducido pa los calientes sería: es esencial para lograr erecciones durísimas y clítoris activos (vasodilatación).[5] ¿Viagra natural? Habrá que probar.

Quizás no te haga eyacular en mayor volumen tipo potro dotado fértil fecundo, pero sí alimentará el calor ardoroso que corre por tus venas y, de paso, prevendrá que te enfermes de varias cosas.

74

Sopita de arroz con pollo si estás enfermo de la panza

La creencia de la aweli que siguen recetando en casos de gastroenteritis o diarrea nos tiene a todes con... más gastroenteritis y diarrea.

Los probióticos de calidad utilizados en estos casos sí tienen amplio respaldo científico.[1] Pero el real problema es que prefieren indicar esta dieta prehistórica.

«Coma livianito, pancito blanco tostado».

«Todo cocido, nada crudo».

«Fideos blancos y sopa de pollo».

«Leche porque cubre las paredes del estómago».

«Galletas saladas y jalea, porque obvio».

Pero la realidad es que los movimientos intestinales y la flora bacteriana se regulan a través de la calidad y la fibra de tu alimentación po.[2] Sabemos que mientras más alimentos grasosos se coman, más síntomas dispépticos se producirán: ardor, reflujo, náuseas, malestar abdominal, plenitud gástrica (panza pesá e hinchá).[3] Y entre estos comestibles ricos en colesterol y grasas saturadas tenemos: embutidos, huevo, aceite, lácteos, carnes y frituras.

También sabemos que mayor consumo de harinas blancas y gluten procesado (hallulla, marraqueta, fideos) es como echarle más leña al fuego de síntomas.[4]

Por eso, la ciencia estimula el consumo de fibra soluble para estos casos, ya que estos forman geles viscosos y absorben el exceso de agua diarreica.[5] Aquí tenemos la avena y arroz integral, legumbres, papa, plátano, zanahoria y nueces.

¡Qué rica una sopita científica pa la panza!

Todo esto junto con aumentar el consumo de agua pa prevenir la deshidratación.[6]

Y a ti wachini, ¿qué te dijeron que comieras cuando vomitaste o te fuiste por el baño?

75

Lavar el arroz pa sacarle el almidón

«Porque o si no, vas a engordar».

Y seguimos en la cultura del bajar de peso y buscar trucos mágicos.

De partida, wachinis, el consumo de arroz blanco no entra en ninguna categoría de «saludable». Su consumo está asociado a un riesgo significativo de desarrollar diabetes.[1] Los estudios grandes realizados sobre el tema aislaron el probable efecto del arroz de otros factores como tabaquismo y sedentarismo, obteniendo el mismo resultado.[2] Este producto refinado sí está asociado al mayor desarrollo de glicemia a largo plazo.[1]

Al momento de refinarlo, el *Homo sapiens* se lo hizo mierrddd eliminando grandes rastrojos de minerales, vitaminas y fibra.

A diferencia del integral, el arroz blanco vendría siendo un *shot* de carbohidrato blanco[3] y daño hacia la función de tus arterias (endotelio).[4]

¡Lavarlo no te va a ayudar de nada, wachini! Es que es malo de adentrsho ¿cachas? Tiene la mardad en la sangre.

Ni graneado ni pregraneado ni *nothing*. Pa los que no entendieron: no vas a lavar «el refinamiento» del arroz blanco poniéndolo bajo el agua. ¿Es que tú de verdad crees que si un político corrupto se ducha va a dejar de serlo? La mardá sigue ahí carcomiéndole el corazaun avaricioso.

¿Qué opción tenemos entonces? Se estimó que, incluso reemplazando 50 gr al día de ingesta de arroz blanco por su versión integral, existe un 16 % menos de riesgo de diabetes tipo 2, lo que es una baja significativa.[5] A lo anterior se suma la evidencia que indica que el arroz integral, en comparación al blanco, se asocia a reducción de peso, disminución de la circunferencia de la cintura, baja en la presión arterial y parámetros inflamatorios (PCR).[6]

«Es que el arroz blanco no es malo, porque mira a los asiáticos, son flacos y siempre comen».

Parece que ven musho Netflix, wachinis, y algunes perdieron la noción de realidads: no por ser flaco serás necesariamente sano. Y esto se comprueba con la estadística de la población: tanto China[7] como Japón[8] tienen índices de diabetes similares a Estados Unidos, pese a ser más *skinny fit jeans*.[9] China es de los países con mayores índices de enfermedades cardiovasculares del mundo (ejemplo: hipertensión). En Japón, la primera causa de muerte es el infarto al celebro, siendo el colesterol alto y la diabetes enfermedades típicas en la población adulta.[10] Todo esto también se ha asociado a la transición alimentaria que las comunidades asiáticas han vivido con el paso de los años: el aumento del consumo de alimentos de origen animal.[11]

Y la última bomba: también sabemos que, si a un carbohidrato refinado como el arroz blanco le agregas proteína animal, los *peaks* de insulina y glicemia que ya producía este grano refinado… ¡son peores![12] Por tanto, la recomendación clara es no mezclarlos, usar arroz integral o, mejor aún, sacar la proteína animal del plato. Sabemos que mientras más de ella consumas, mayor será el aumento de insulina.[13]

La ilusión de que los asiáticos son más sanos, es eso, un mundo Bilz y Pap.

Y pa las wachinis sedientas de info sobre si el arroz basmati entra en la misma categoría, la respuesta es ¡no! Pese a que también es un arroz blanco procesado, tiene menor índice glicémico[14] y una estructura molecular (amilopectinas) distinta, lo que produce menor elevación de insulina en comparación al típico blanco.[15] Pero *of course* que es mejor el arroz integral o basmati integral.

«Es que no me yusta, soy melindrosa» ¡A ver, traigan los baberos pa les niñes! ¡Yapo, a cambiar los hábitos que te enseñó tu mamá! He disho, caso cerrado.

76

El limón adelgaza la sangre

What? Ni si quiera sé por dónde agarrar esta frase de antaño que me preguntan mucho.

¿Podrá ser parafraseado?

¿Se referirá a que «el limón produce anemia»?

Porque la sangre es uno de los tejidos más voluminosos de la cuerpa. Y, claramente, si hay una disminución en la cantidad de glóbulos rojos (anemia), disminuirá su volumen celular total. Como consecuencia, si tomamos toda esta masa sanguínea ahora con menos células, obvio que se «adelgazó». La sangre 'ta estupenda po, bajó dos tallas y tomando sibutramina… essss broma (pero rebotó, *fail*).

Súper rebuscao, pero fue lo que se me ocurrió pa poder llegar a una conclusión que me deje rebatir este mito.

Pero no, rarísimo sería que te diese anemia si comes limón.

Hace más de treinta años sabemos que el consumo de alimentos ricos en vitamina C (frutas y verduras, *of course*) aumenta la absorción del hierro que contienen los alimentos.[1] El ácido cítrico del limón también lo hace.

Por ello, sobre todo en quienes llevan dietas vegetarianas/veganas, agregar limoncito a las legumbres potenciará su absorción y prevendrá la anemia ferropénica (por déficit de fierro).[2]

«Oiga doc., y el café, té, mate, cerveza y kombucha… ¿inhiben la absorción de hierro?» ¡Ajá! Te pillé, wachini, no te leíste el mito 71.

77

La pepas del tomate dan cáncer

¡Yo sé de dónde salió esto!

De esas «noticias» alarmantes masivas que buscan *likes* y que llegaron a conclusiones demasiado generalizadas para resultados científicos demasiado específicos. ¿A qué me refiero con esto? Primero debemos entender qué diablos tiene el tomate po.

Como toda planta, tiene un sin fin de fitoquímicos pro salud ya estudiados. Pero también contiene una sustancia llamada «licopeno», que es la responsable de darle el color rojizo furioso al tomate, zanahoria y pimentones;[1] y que al momento de exponerlo un poquitín al calor (salteado, cocción o hervor), estos se «activan» y la cuerpa puede aprovecharlos mejor.[2]

Es más, los licopenos son tan súper *cools*, que se ha estudiado su función protectora del cáncer testicular.[3] En el mito de la supuesta infertilidad en veganos aprendimos que los órganos reproductores son sensibles al daño oxidativo del ADN, por tanto, en sus tejidos se acumulan más antioxidantes. Si el *body* es muy inteligente, wachi, protege su capacidad pa perpetuarse, biológicamente, solo.

En un estudio[4] bastante sorprendente se colocó a pacientes con adenocarcinoma (el tipo más frecuente de cáncer de próstata) a comer, por tres semanas, platos basados en pasta con salsa de tomate natural (30 mg de licopeno por día). Se comprobó que sus niveles de antígeno prostático (PSA) e inflamación leucocitaria decayeron en casi 20 %. ¿Por qué esto es impactante? Porque este examen de sangre PSA es utilizado en medicina de forma rutinaria (sobre todo en hombres sobre cincuenta años) para determinar el riesgo de cáncer de próstata o decidir si hay que realizar una biopsia prostática. También se utiliza para ver qué tan exitoso fue el tratamiento del cáncer.[5]

Los tomates también poseen otros químicos antioxidantes como carotenos de varios tipos (alfa, beta, etc.), compuestos fenólicos y fitofluenos. Todos acumulados en mayor cantidad en el tejido testicular sensible.[6]

La ciencia también ha comprobado que estos efectos beneficiosos se producen con «la planta completa».[7] Esto quiere decir, el tomate enterito, incluso con sus semillas. Lo cual invalida esta noción de que sus pepas te darán cáncer, ¡es todo lo contrario!

¿Y de dónde salió esto entonces? De los inventos farmacológicos del ser humano. ¿Qué pasa si yo, en vez del tomate, doy un suplemento alto en licopenos? Pasa que puede generarse el efecto contrario: procarcinogénico. Esto se debe a que el cuerpo regula solo sus concentraciones de antioxidantes en diferentes tejidos. Así que, si yo le meto un *shot* suplementario licopénico, este equilibrio se altera, desbalanceándonos hacia la inflamación.[8]

Los beneficios de los licopenos están en correlación con «el todo». A esto se le llama «efecto sinérgico» de antioxidantes, enzimas y reacciones químicas. No es lo mismo tomarme un suplemento con alta dosis de algo aislado (farmacología convencional), que comerme el bowl lleno de vegetales (nutrición terapéutica). Esto último es lo que la ciencia liga al efecto anticáncer.

¡Un hurra pal tomate! ¡Hurra!

78

El jengibre aumenta la presión

Esta raíz multifacética utilizada por asiáticos e hindúes desde hace más de 5000 años engloba una serie de características nutracéuticas bastante atractivas.[1] Pero no te pases rallándolo pa tus batidos o haciéndote agüitas, no ves que a la señora Maricarmen, esa del pasaje de al lao, le dio «impertensión» por hacerlo y en el consultorio le dijeron que no comiera más jengibre.

Vaya que 'ta trastocá esta info y la imagen del *ginger*. Porque pese a que, tanto la Administración de Comidas y Drogas (FDA) como la Comisión Alemana Monográfica lo reconocen generalmente como seguro,[2] en Chile la *people* sigue teniéndole susto a la más mínima alza de presión.

¿Sucederá esto porque genera un calocito rico al momento de olerlo/comerlo?

¿O porque te arde hasta el mismísimo *black hole* si le pusiste mucho a la comida?

Para dejarlo en claro desde un principio: comer jengibre no es un factor de riesgo para desarrollar esta hipertensión arterial.[3] Los factores que sí lo son y han sido múltiples veces comprobados: fumar tabaco (en cualquier formato), sal blanca, alcohol, sedentarismo, sobrepeso y alimentación occidental (rica en carbohidratos refinados, colesterol, grasas saturadas y proteína animal).[4]

El jengibre, de hecho, ha demostrado hacer todo lo contrario, o sea, ayudar a regular o incluso disminuir la presión arterial. Ahora bien, esto es bastante reciente y se ha comprobado en personas menores a cincuenta años —y ha sido utilizando suplementos con alto dosaje de jengibre concentrado[5]—. Estudios en animales también orientan al mismo resultado.[6]

Pero más allá de eso... ¿pa qué enfocarnos tanto en la presión arterial si esta raíz tiene otro mundo de propiedades bastante estudiadas? Los múltiples fitoquímicos fenoles y terpenos le otorgan varias cosillas entretenidas. Sus gingeroles, shogaoles, paradoles, zingerones, gingerones y oleoles (este último lo inventé) son «anti-todo»: antioxidantes, antiinflamatorios, antitumorales, antimicrobianos.[7] Junto con su alto contenido de vitamina C, fibra, ácidos orgánicos y polisacáridos, disminuye las náuseas y los vómitos en embarazadas sin efectos adversos.[2] Además, solo una cucharada de jengibre al día ayudaría en el tratamiento del hígado graso.[8]

Y podemos aprovechar sus efectos de forma local, por ejemplo, si andas con la garganta seca: «ay, como que me quiero resfriar» o la faringe enrojecía; te reto a que cortes unos trozos frescos, te los coloques debajo de la lengua y después los mastiques. Vas a quedar *crazy*, te va a arder toita la boca, pero lo más probable es que sus antivirales y antibacterianos estén tan *on fire* estimulando tu sistema inmune orofaringeo, que te apuesto que el resfrío se te pasa antes.

79

Tomar jugo de apio pa sanarte de todo y desintoxicarte

Está interesante este siglo XXI, imagínate que puedes crear un libro basado en el apio y hacerte famoso realizando afirmaciones macabras sin ninguna base científica sobre él.

Quizás no cachas a qué me refiero, pero ha estado bastante de moda hacerse un jugo de apio matutino para «sanarte, limpiarte y desintoxicarte» de prácticamente lo que quieras crear. Afirmaciones realizadas por Anthony Williams, el «médium médico (*medical médium*)»[1] que, primero, no es médico, y, segundo, basa todo su conocimiento en el supuesto de que recibe información de un espíritu. No tengo nada en contra el mundo espiritual ni la canalización de experiencias suprasensibles pero... ¿Qué sucede si esto se utiliza para vender ideas como las que él expone? Puedo ser muy tolerante, pero pa qué me invitan si saben cómo me pongo cuando aparece alguien promocionando remedios milagrosos que no tienen al menos algo de evidencia. Me parece un poco peligroso, sobre todo si sus libros han estado entre los más vendidos del *The New York Times*.

Sí, el apio —sobretodo casi medio kilo de un jugo concentrado de él[2]— es bajo en calorías, aporta fibra y agua, junto con minerales y vitaminas que, por supuesto, si comes la típica dieta occidental, estarán probablemente en déficit.[3] Pero nada de esto nos permite afirmar las siguientes frases:

«Permite dejar hambrientos a los patógenos junto con poseer una serie de sales minerales aún no descubiertas. Cuando estas sales toman contacto con el Virus Epstein-Barr, Herpes y bacteria Estreptocócica, ellas rompen las membranas celulares de estos microorganismos, matándolos y destruyéndolos».[4] Uff, eso sí que me gustaría verlo.[5] Pero hay más:

«Estas sales diferentes que contiene el apio se adhieren a otras sales tóxicas y peligrosas que provienen de comidas de baja calidad, permite drenarlas del cuerpo, reemplazándolas con un racimo de sales no descubiertas».[4] *Oh my fucking god*, porfa cuéntenme qué se fumó, me ilumino.

«Además, calma la inflamación de innumerables enfermedades a las que aún no se ha descubierto una causa como: diabetes, acné, enfermedad celiaca, gota, enfermedad de Lyme, lupus, reflujo, estreñimiento, bursitis...».[4] Y la lista es relarga.

Pero qué raro, yo sabía, al menos desde la ciencia tradicional, que la gota era causada por la acumulación de cristales de urato en las articulaciones.[6] Y que la enfermedad de Lyme se producía por el contagio de la bacteria *Borrelia burgdorferi*.[7] No, pero en serio, junto con permitir reírnos un rato, estas afirmaciones de verdad pueden dañar

232

muchas vidas. Decirle a alguien que su enfermedad celíaca puede curarse comiendo apio sin advertirle que el gluten puede generarle muchos problemas me parece súper *crazy*.

Y finalmente, el villano causante de todas estas condiciones crónicas vendría siendo el Virus Epstein Barr (EBV), un tipo de herpes que más del 90 % de la población mundial tiene (portadores asintomáticos) y que se contagia en la infancia y adolescencia por secreciones orales (besitos, babeos y similares, tan típicos de esas edades).[8] Pero según Anthony, este virus produce neurotoxinas de desecho luego de haberse alimentado de metales pesados como aluminio y mercurio. Que el EBV «ama» órganos como el hígado o el bazo porque ahí se acumulan estos metales. Además, insiste en que la teoría de que las enfermedades autoinmunes no existen, sino que la ciencia no descubre aún que los anticuerpos producidos son para atacar a este virus no detectado en el cuerpo.[2] Y así, sigue y sigue y sigue.

No proseguiré por respeto a los espíritus del futuro Epstein barrosos sensibles al apio, *for sure*.

Y aquí el apio no es el problema, sino que la utilización de este vegetal para promover la ilógica necesidad de tomar un jugo concentrado mientras lees un libro basado en un mundo de fantasía al cual, al menos yo, no quiero pertenecer.

80

El aceite de coco
es milagroso

Peras y manzanas, desde ahora ¡ya!:

¿Qué es la grasa? Término utilizado para designar a los lípidos.

¿Y qué son los lípidos? Moléculas compuestas por átomos de carbono, oxígeno y/o hidrógeno.

¿Pero y los ácidos grasos? Estos son la unión de varios lípidos. Se dividen en saturados e insaturados. Pueden ser de cadena larga, media o corta. Cumplen roles fundamentales pal cuerpo.

¿Qué pasa con el colesterol? Nada, es otro tipo de lípido.

¿Y los triglicéridos? Son lípidos formados por tres (tri) ácidos grasos.

¿Aceite de coco? Es el extracto grasoso de la carne blanca del fruto de la palmera llamado «coco». Su componente predominante es la grasa saturada,[1] otsea, no es ningún superalimento como te lo quisieron vender en otro libro bastante nefasto que anda dando vuelta por ahí.

Según el último consenso de la Revista Americana de Cardiología, el consumo de ácidos grasos saturados y trans está directamente relacionado a mayor riesgo de enfermedades cardiovasculares y mayores niveles de colesterol total, LDL y triglicéridos.[2]

«Pero este gurú del coco decía que ayuda a bajar el colesterol».

Sí, porque se basó en esos estudios que comparan el consumo de aceite de coco con el de mantequilla[3] o sin grupo de control.[4] Y ya hablamos sobre esto en el mito de la manipulación científica.

«Es que ayuda a subir el colesterol "bueno" HDL». Ya dijimos que esto no considera un factor protector del riesgo cardiovascular, y que bajar el colesterol «malo» LDL es la meta.[5]

«Pero vaya si el tipo ese de la TV decía que hay que comerse dos cucharadas en ayuna y que enflaquecería». No, wachini, porfa no, en ningún estudio científico se recomienda hacer tal necedad (*bulletproof keto coffee bullshit*) porque no genera baja de peso significativa[6] ni pérdida de grasa real.[7]

Un argumento pa decir que el aceite de coco es la última maravilla es que «es rico en» ácidos grasos saturados de cadena media (MCT), no asociados a aumentar el colesterol.[8] Pero ojo, el coco también le trae ácidos grasos de cadena larga po, que sí se asocian a enfermedades[9] (como el mirístico y palmítico).

«Oye, pero me dijeron que las poblaciones autóctonas que consumen cocos tienen menos infartos».

Sí, pero eso es el uso mismo del reduccionismo y manipulación de datos. Los únicos estudios que hay asociados concluyen que estas personas isleñas llevan además una dieta rica en alimentos de origen vegetal y consumen la fruta entera (el coco), no el aceite.[10]

«¿Curará el Alzheimer de mi mamita?». No.[11]

«Pero todos sus beneficios son porque es orgánico, sin refinar y prensado en frío». Esta versión, pese a ser menos procesada, igual mantiene su composición nutricional intacta: casi 90 % ácidos grasos saturados y rico en calorías.

«Otro doc. decía que como tenía polifenoles antioxidantes no pasaba na'». Si fuese por eso, mejor obtén tus polifenoles de las infinitas frutas, verduras y legumbres po.

«¿Y es verdad que cura la tiroides, aumenta mi energía, mejora la diabetes, revierte el cáncer, es antiinflamatorio y perfecciona el cutis?». Noup, tampoco.

«Yapo doc., dime la verdad… ¿pa qué diablos sirve esta custión? Ya me gasté los diez dólares en el frasco».

Weno ya, sin duda que sirve pa cocinar/saltear porque resiste mayores temperaturas que un aceite de oliva, linaza o chía.[12]

Lo otro es que pa wachinis con dermatitis atópica[13] y xerosis[13] ha permitido mejorar la calidad de la piel y suavizar las lesiones de estas enfermedades.

Pero si tienes alguna patología cardiovascular como dislipidemia, obesidad o diabetes, este aceite no está recomendado, mejor el de oliva o ninguno (no son indispensables pa tu nutrición).

81

Comer plátano si te dan calambres

«Porque el plátano es rico en potasio».

Mmm, en verdad tengo mis dudas.

Imagínate que los calambres, definidos como contracciones involuntarias dolorosas, generalmente transitorias y sin generación de daño permanente, pueden ser por varias causas.[1] Claro, una de ellas puede ser tener bajo el potasio (hipokalemia), pero también puede ocurrir por tener bajos niveles de sodio (hiponatremia) o magnesio (hipomagnesemia). Incluso por fatiga muscular.[2]

Es decir, por más potasio que te metas pa dentro, el calambre puede reaparecer una y otra vez.

Pero weno, enfoquémonos en el potasio, que por ahí va el mito.

Sabemos que menos del 2% de la población logra obtener los mínimos requerimientos de potasio diarios a través de la alimentación.[3] Esto principalmente debido a la «dieta occidental» con la cual ya estamos familiarizados. Y aunque los calambres pueden generar mucho dolor, el potasio es súper importante porque sus niveles adecuados se asocian a la prevención de accidente cerebrovascular (infarto al cerebro), causa de muerte frecuente de la sociedad actual.[4]

¿Pero por qué comer plátanos pa obtener potasio si en realidad no forman parte ni de los cincuenta primeros alimentos más ricos en este mineral?

¡CHAN!

Sí, pobre plátano, ni pal potasio le dio.

Mejor, si quieres prevenir los calambres debidos a falta de potasio (y de paso mantener tu cerebro vivito y coleando), enfócate en las primeras cinco fuentes más ricas de potasio que existen[5] —obvio que son plantas, ellas siempre ganan— y aquí están:

1er lugar: Tomates y sus derivados (ejemplo: salsa de tomate)

2do lugar: Jugo de naranja

3er lugar: Hojas de betabel

4to lugar: Frijoles blancos

5to lugar: Dátiles

82

Las semillas producen divertículos

«¿Diver-*what*? ¿Divertido?».

Naaa, divertículo, wachini.

¿Qué es esto? Imagínatelo como unos «bolsillitos» que protruyen (salen) fuera del margen delimitado saludable de tu anatomía intestinal. Es como si el tubo digestivo ahora ya no fuese «lineal» (por ejemplo, si está todo retorcido dentro de tu panza), sino que en esta línea ahora aparecen algo así como «bolsas-sacos» protuberantes. A esto se le llama «diverticulosis».[1]

Estos espacios ahora tienen el riesgo de inflamarse (diverticulitis), infectarse y terminar perforados (dejando materia fecal libre dentro del abdomen), llevando a dolor agudo, complicaciones y cirugías de urgencia.[2] De hecho, el 90 % de los pacientes fallecidos por perforación diverticular no tenían idea de que estaban enfermos de diverticulosis.[3]

Suena *yummy*, ¿no?

Esta es una de las enfermedades más frecuentes asociadas al intestino. Cerca del 70 % de las personas sobre los sesenta años tienen divertículos.[4]

239

¿Pero siempre fue así? No, de hecho, está caracterizada como una enfermedad «nueva», ya que hacia el 1900 apenas se reportaban veinticinco casos anuales en Estados Unidos. Sin embargo, ya se venía cocinando en los intestinos humanos a partir del 1865, cuando el consumo de alimentos refinados, azúcares procesadas y productos animales aumentó exponencialmente en la dieta occidental.[5]

Hacia 1970 se designó como una enfermedad de «deficiencia». ¿De qué? ¡De fibra po! Nutriente esencial al que le hemos dado duro en este libro. Pasa que cuando llevo una dieta pabre en fibra, mi popó es más dura, lo cual hace que el intestino deba contraerse de forma más *power* y frecuente pa tratar de eliminarlo. Esto genera crónicamente un estado inflamatorio intestinal, con la generación de estos divertículos.

Se comprobó, por ejemplo, que más de la mitad de afroamericanos sobre los cincuenta años tenían divertículos en su intestino. Esto comparado con poblaciones africanas en donde menos del 1 % de los miles de casos estudiados tenía esta enfermedad. Estos últimos humanos, debido a tradición y acceso, tienen dietas casi 100 % vegetales y ricas en fibra. Comparando los números brutos, africanos tenían una prevalencia 1000 veces menor de diverticulosis en comparación a afroamericanos.[6]

wow.

¿Oiga doc., y esos estudios que hablan de que en realidad la fibra vale gorro y que no se asocia a diverticulitis? Lamentablemente, como pasa con frecuencia en ciencia, estos han sido mal diseñados,[7] con una baja muestra poblacional y a corto plazo.

Los estudios más grandes y con mejor metodología comprueban que dietas ricas en fibra disminuyen significativamente el riesgo de diverticulosis o de morir a causa de esta. También se ha comprobado que mientras más vegetal comas (y menos carnes o derivados animales consumas), menos divertículos tendrás.[8]

No hay nada que soporte la afirmación de que semillas como linaza o chía, o frutos secos como nueces, ni vegetales, sean factores de riesgo para tener divertículos.[9] Son todo lo contrario, te protegerán.

83

El kéfir solo funciona con leche de vaca

«Los pajaritos» del yogur ya forman parte del imaginario social.

Cuando estuvo de moda, todes se andaban compartiendo estos organismos que, al colocarles un poco de leche, creaban un fermento ácido tipo yogur.

Por si no sabías, el kéfir es un simbionte que se alimenta de carbohidratos para sobrevivir.[1] Se reproduce bastante rápido, así que en menos de un mes puede que tengas que andar buscando a alguien a quién regalarle, ya que se te estará rebalsando el pote donde los guardabas.

Pero la *people* sigue pensando que «solo» con la leche de vaca se puede hacer, ya que «solo» se alimenta de lactosa. Incluso he escuchado y leído que la proteína de la leche es lo que lo hace vivir o que «la lactasa de la vaca» hace que se reproduzca. ¡Pero oigan! Aquí hay una confusión máxima.

Lo anterior también dificulta que aquelles wachinis veganos que no encuentran un yogur que les agrade puedan reemplazarlo con el uso de estos pequeños amigos. Pero *babies*, lo vuelvo a repetir: el kéfir utiliza como alimento «el azúcar», es decir, los carbohidratos. Le da lo mismo de dónde provengan. Incluso hay kéfires de agua (hongos tibetanos).

Es por ello que muy pocos saben que las leches vegetales también servirían para crear un yogur veggie. Funciona colocarle algún carbo como panela, azúcar de caña o de coco, de esta forma le das el ambiente correcto para que vaya generándose el proceso fermentativo.

¡Ve a probar si te funciona! Tsao leche de vaca.

84

La marraqueta es de primera necesidad

Quizás muches no comprendan este mito porque hay que contextualizar.

A partir del 18 de octubre del 2019, en Chile se inició el llamado «despertar» o «crisis social». La clase gobernante demostró su nula capacidad para empatizar con el movimiento ciudadano, hubo toque de queda, cientos de personas perdieron su visión y se vivió una represión abrumadora muy criticada por numerosos países y organizaciones internacionales protectoras de los derechos humanos. En todo este revuelo nacional, muy necesario para que comenzaran a producirse cambios, debates y educación cívica, ocurrieron saqueos y robos a supermercados y tiendas. Esto llevó a la idea hipotética de que ocurriría un «desabastecimiento» y no habría alimentos en todo el país (algo que no ocurrió). Lo cual, como era de esperar, generó filas de gente buscando abastecerse de todo lo que pudiera encontrar.

Como consecuencia de lo anterior, un fenómeno interesante ocurrió: yo vi cómo la *people* compraba cajas de harina blanca y kilos de pan refinado. Las panaderías quedaron en cero por varios días, los supermercados tenían pequeños lotes de marraqueta y la gente salía diciendo en la TV: «no hay pan, cristo Jesús, qué vamos a comer ahora». Mientras tanto, en el pasillo de la legumbres, frutas y verduras, los estantes seguían llenos.

¿No les parece interesante este suceso?

Está tan metido en las venas del chileno que «si no hay pan, no hay comida», que ha terminado siendo un «artículo de primera necesidad». Pero científicamente hablando, nunca lo ha sido.

Poco y nada le aporta la harina blanca a tus órganos o como fuente nutricia de elementos esenciales.

Habría sido genial ver las góndolas de alimentos «reales» vacías, pese a que el irrisorio desabastecimiento alienígena nunca llegó a concretarse.

Esto nos muestra una vez más cuán llenos de mitos estamos, cuánta tradición cultural hay que desmitificar y la calidad de educación nutricional que estamos recibiendo como país. Otra razón más por la que Chile necesita cambios profundos que reconstruyan las bases de esta sociedad en la que estamos viviendo. Además, evidencia que tener el «mejor sistema de salud de la vía láctea» sigue siendo insuficiente.

85

Pastillas «naturales» pa quemar grasa

Ya dejamos en claro que, no porque diga «natural» será necesariamente bueno o, irónicamente, «natural». También sabemos que la «quema de grasa» y «baja de peso» no dependen de solo una cosa. Así que ahora podemos ir a lo más peliagudo de este mito y navegar por las profundidades de la industria que te vende estos productos.

Los suplementos herbales pa ser más flaca tienen la mala fama científica de estar adulterados por otros compuestos farmacológicos[1] como cafeína,[2] antidepresivos (fluoxetina),[3] diuréticos o laxantes[4] (porque perder agua te hará bajar de peso) y hasta silfenafil (viagra).[3] Y también ha pasado que muchos no tienen realmente los ingredientes que salen en sus etiquetas,[5, 6] o contienen ingredientes prohibidos en otros países como la sibutramina[7] (asociada a infartos y aumento de riesgo de accidentes vasculares).

Y pese a que la FDA realiza su trabajo al retirar estos falsos quemadores de grasa del mercado,[8] penalizando y exigiendo su remanufacturación; aun así, siguen tirándolos nuevamente al mercado, y las wachinis siguen cayendo.

Es que parece que aún buscamos la píldora mágica que hará desaparecer la pizza que me comí anoche. O la «hierba» mágica... no, el té verde tampoco te hará adelgazar mágicamente.

Y parece que lamentablemente aún siguen existiendo colegas que recetan de forma inescrupulosa la sibutramina, cobrando la consulta por receta, pese a ser una sustancia peligrosa para la salud.

¿Serán realmente efectivos pa bajar de peso, pese a toda la *shit* con la que vienen? Nop, no logran llegar al objetivo por el que son publicitados.[9] Y esto ha sido reconfirmado por estudios científicos grandes.[10]

¿La conclusión a la que sigue llegando la evidencia?

«Quizás la forma natural alternativa y más segura para controlar el peso es substituir las comidas de baja densidad nutricional (procesados, refinados, animales) por otros de más alta densidad nutricional y promotoras de salud (frutas, verduras, legumbres y granos)».[11]

86

Comer tomate aumentará tu ácido úrico

«Y te dará gota».

A esta altura quizás ya sabes la respuesta, pero redondeemos el cuento pa enseñarles algo que tal vez no cachaban.

El ácido úrico es una de las moléculas nitrogenadas más importantes que forman el cuerpo de plantas y animales. Es producida a partir del «metabolismo de las purinas», y estas últimas forman parte del esqueleto del material genético (ADN y ARN). En los humanos, el ácido úrico puede acumularse en las articulaciones generando dolor e inflamación, enfermedad llamada gota, o agruparse formando «cálculos» en riñones o vesícula biliar.[1]

Además de ser producido naturalmente por tus células, el ácido úrico también puede ingresar al *body* a través de las comidas. Es decir, llevar una dieta «libre de purinas» es biológicamente imposible: están *everywhere*.[2] Y altos niveles de ácido úrico en la sangre (hiperuricemia) es factor de riesgo para tener gota.[3]

Entonces, ¿qué debo comer? Y ahí está la trampa, ya que no porque un alimento tenga mayor contenido de ácido úrico, tendrás que eliminarlo para prevenir enfermarte. De hecho, los vegetales ricos en purinas no están asociados a hiperuricemia,[4] a diferencia de las purinas provenientes de la proteína animal.[5]

Es más, no sé por qué le dan tanta bola al pobre tomate si, en realidad, las plantas con más altos niveles de purinas son los champiñones, frijoles, lentejas, garbanzos y semillas de girasol.[5] Pero si ya leíste todos los mitos previos, ni de broma te diré que no consumas legumbres: las recomendaciones dietarias científicas van por otro lado. Incluso se ha demostrado lo contrario, que consumirlas genera un riesgo inversamente proporcional a desarrollar gota.[4] *Why?* Porque las plantas poseen fibra, vitamina C, folatos y fitoquímicos[6] que favorecen la eliminación del exceso de ácido úrico.[7] Además de que sus purinas *veggies* son menos biodisponibles para el ser humano en comparación a las purinas animales,[5] quizás por esto los vegetarianos tienen menor riesgo de acumular ácido úrico.[8]

No existe ningún estudio científico de largo plazo que asocie el consumo de vegetales ricos en purinas con los niveles altos de uratos en la sangre.

¿Entonces qué es lo que definitivamente no debo comer si deseo prevenir la gota y disminuir mis niveles de ácido úrico? Fuerte y claro: carnes rojas, pescado y alcohol.[9]

Tomate 1000 puntos, carnes 0.

87

No comas espinaca porque tiene oxalatos

«Y te dará cálculos» o «no podrás absorber calcio».

Aunque ya vimos que el mito de los antinutrientes es tan real como decir que Chile es un país gobernado por políticos evolucionados y libres de intereses económicos mezquinos, los oxalatos siguen saliendo a colación. Sobre todo, en boca de «expertos» projamoncito.

¿Qué mierd son? Son sales del metabolismo terminal endógeno o exógeno del ácido oxálico… yiaaa ¿keeé? Es igual, es una sustancia química presente principalmente en vegetales como espinaca, hojas de betabel y acelga.[1]

Sabemos que estas sustancias se ligan al calcio que poseen estos vegetales, disminuyendo su absorción.[2] Pero es súper *easy* debilitar esa conexión química exponiendo al calorcito por unos minutos las hojas de la espinaca: hervir, cocer, saltear y tamos *ready*.[3] Chao oxalatos.

Pero el otro «problema» es el de los cálculos po. Ya hablamos cómo estos pueden aparecer en tu vesícula en el mito de ayunar, pero tus riñones también pueden generar «piedras» y la mayoría de ellas son de oxalatos de calcio (a diferencia de las vesiculares, que son de colesterol). Como el 15 % de los chilenos sufre de cálculos renales, esta cosa importa po.[4] Además que duelen la vida, no te puedes quedar quieto del dolor y los analgésicos ayudan pocazo.

¿Y por qué los oxalatos serían un hipotético problema? Porque la hiperoxaluria (altos niveles de oxalato en la orina) son un factor de riesgo para desarrollar cálculos renales. Así como también tener la orina más ácida (ph<5.5), tomar poca agua o no cubrir los requerimientos dietarios de calcio diario.[4]

Ya te imagino, estás marcando ocupao con tanto concepto médico parafernálico impronunciable (me encanta, se pueden hacer muchos trabalenguas). Pero todo esto es pa recalcar que en poblaciones donde se consumen más frutas y verduras (incluso espinacas), el «perfil urinario de riesgo de cálculos» es menor.[5] O sea: menos niveles de oxalatos urinarios, junto con una orina más alcalina. Dicho sea de paso, la ciencia tampoco recomienda una «dieta baja en oxalatos» porque se dejan de lado muchos alimentos con múltiples otros beneficios como frutas y verduras.[6] Y peor aún, la eliminación de ellos, contrario a lo imaginado, aumenta el riesgo de cálculos renales.[7]

Es por esto que vegetarianos tienen menor riesgo de desarrollar cálculos que aquellos con una dieta rica en carnes. La proteína animal, por su alto contenido de aminoácidos sulfúricos (metionina y cisteína), tiene un efecto acidificante de la orina.[8]

251

La restricción de productos carneos y sal blanca disminuye a la mitad la probabilidad de desarrollar piedras en tus riñonciwis.[9]

Y bueno, si no entendiste nada, la conclusión es: ¡¡¡*leave* britney-espinaca *alone*!!!

88

Cloruro de magnesio pa curar enfermedades

Aún recuerdo la fiebre generada por el cloruro de magnesio y cómo estuvo agotado en varias farmacias. El poder que tiene la TV pa vender milagros de la mano de un hombre carismático vestido de blanco. ¿No digo yo?

Pero bueno, el magnesio es un mineral esencial presente en las reacciones químicas que llevan a cabo más de 300 enzimas. Debido a esta premisa, está metido en la regulación de las contracciones musculares, el control de la azúcar sanguínea, el latido cardiaco y la presión arterial. Forma parte del metabolismo energético, de los huesos y la vitamina D.[1]

Sus niveles mínimos de consumo diario varían de 420 a 320 en hombres y mujeres adultas sanas, respectivamente. Esto puede ser fácilmente logrado llevando una dieta variada, organizada y que incluya alimentos con mayor concentración de magnesio como hojas verdes (espinaca o kale), frutos secos, semillas, cereales integrales y frutas como el aguacate o el plátano.

Pero como es de esperar, en una sociedad que prácticamente basa su alimentación en pan, chatarra, arroz y masas, pocos logran el mínimo de su recomendación diaria.

Y como está metido en varias funciones, su déficit genera síntomas como, por ejemplo: fatiga muscular, temblores, calambres, cambios de ánimo, bajo apetito, náuseas, entre otros.

«¡Es que me tomé el cloruro de magnesio y me sentí mejor!».

Es obvio, porque seguro tenías déficit de magnesio hace rato por alimentarte pésimo. Y todos los milagrosos efectos que se le atribuyen a este suplemento (y a cualquier otro tipo de magnesios que venden por ahí) pueden ser contestados similarmente.

Obvio que no hubiese sonado tan *cool* decir «coman más plantas y quizás se sentirán mejor». Nadie financia a la espinaca.

Es como decir «compren suplemento de vitamina D» versus «compren cloruro de vitamina D». Este último sí que sí po, suena más rimbombante y nuevo.

Pero, a fin de cuentas, no todo lo que brilla es oro (al menos, no pa siempre).

Si te sentiste mejor tomando ese polvito, pero ya se acabó el efecto y volvieron los síntomas, ¿no será razón suficiente pa ir al médico y apagar la TV?

89

Hay que comer «superalimentos» pa ser sano

Así que partiste a gastar el dineral en envases superpoderosos que te sacarán un ojo de la cara y durarán mucho. Porque después no sabrás ni cómo ocuparlos ni por dónde metértelos.

Tu lista de polvos será la siguiente: cacao, espirulina, maca, noni, moringa, sacha inchi, açaí, chlorella, té matcha, clorofila, coco, maqui, camu camu, goji, lúcuma y ginseng. No olvides la kombucha, la miel de manuka, el mangostán, reishi, sábila, aloe vera, wakame, chía blanca, sésamo negro y quinoa roja. Obvio todo orgánico porque si no, no vale.

Y así llega el wachini a su casa, súper endeudado, pero creyendo todo lo que le vendieron por la TV y el *influencer* de moda. Comienza lentamente a morir de hambre y vuelve al pan con margarina. ¡Es que es muy difícil y muy caro ser sano!, exclama emputecido mientras pasan los días y todos esos «superalimentos» que compró van venciéndose en la despensa.

Hasta la fecha de edición de este *book* no existe una definición científica clara para los supuestos «superalimentos».[1] Este concepto fue creado principalmente como objeto de marketing industrial e intereses comerciales.

Pa repetir y recordar: tu salud no depende «solo» de lo que comas o de un solo factor, sino que de la complejidad de elementos que inciden en tus sistemas biológicos.

Un alimento puede ser considerado «muy beneficioso» cuanto mayor es la densidad nutricional que aporte por cada 100 kcal, en vez de utilizar los 100 gr típicos, algo que no siempre sopesamos al momento de hablar de alimentos. Pero nuestro cuerpo funciona a partir de la energía que tiene disponible para consumir y no a partir del «peso» de las comidas que ingresan a él. Es por ello que, utilizando las guías nutricionales actuales,[2] siempre aparecen en primer lugar los vegetales, las frutas, las especias, las legumbres, los granos integrales, las semillas y los frutos secos. Por cada 100 kcal, estos alimentos concentran la mayor densidad de fibra, vitaminas A, C, E, K, potasio y magnesio; junto con un menor porcentaje de colesterol, grasas saturadas y trans, calorías y azúcares. Todo esto en comparación a las carnes (pollo, pavo, pescado, vacuno), lácteos, huevo, aceites, embutidos y snacks de carbohidratos refinados.

Y no solamente esta lista de «reales superalimentos» contiene nutrientes esenciales, sino que además viene cargada de «polvos» microscópicos llamados carotenoides, flavonoides, isoflavonas e inhibidores de proteasas que podrían protegerte de enfermedades crónicas como infartos, cáncer y osteoporosis.[3]

No es raro entonces que las poblaciones que consumen dietas más veganas, en comparación a las omnívoras, logren una mayor densidad nutricional:[4] mientras más basado en plantas, mejors.[5]

Así que, en vez de tanto polvillo mágico, toma un carrito, lleva menos *money* al mercado y llénate de la mayor cantidad de alimentos basados en plantas que puedas. Estos ya son superalimentos de por sí y no necesitan ningún comercial o envase multicolor que te lo diga.

90

Una copita de vino al día porque es buena

Wajardo se levantó un día del suelo en el que se hallaba tirado y miró con premura una verdad que se materializaba frente a él. Este conocimiento decía lo siguiente «el vino es alcohol».

«¡Dios mío! Pero es alcohol del bueno, ¿no?», se preguntó.

Y es esta simple confusión la que los tiene tomando espumante en vez de vodka, vino tinto en vez de pisco, cerveza en vez de ron, vino blanco en vez de tequila y champán en vez de whisky.

¡Pero, wachini! Todos son alcoholes y contienen esas moléculas de etanol proinflamatorias que comienzan a ligarse a múltiples tipos de cáncer.[1]

El alcohol aumenta el riesgo, independientemente del «tipo», «formato» y «cantidad», de los siguientes tipos de cáncer: oral, faringe, laringe, esófago, colorrectal y mamario.[2] Y la evidencia se acumula para terminar asociándolo a cáncer de páncreas, próstata y melanoma.[3]

«Ay, que le pones color, si yo tomo un poco nomás, los fines de semana».

Relee más arriba, mi fiestero wachini: el efecto pro-cancerígeno del alcohol ocurre «incluso» en aquellos que toman poco.[4]

Además que, junto con el cigarro, es de las drogas legales más adictivas que existe,[5] y su consumo comienza a edades tempranas. Pero como cualquier industria millonaria, su misión será venderte más a través de negar, manipular o distorsionar la evidencia científica pa ponerle paños fríos al cáncer.[6]

¿Y qué onda los docs., por qué no me alertan más sobre el tema? Vaya, porque quizás ellos se pasan también[7] y al otro día andan con resaca. Sino pregúntenle a cualquier estudiante, becado, especialista o quién sea de medicina, la distorsión fiestera vivida en facultades, grupos de colegas y fiestas varias del área de la salud. Se los digo de primera fuente también po, si nadie ha sido una santa paloma.

Lamentablemente también la ciencia ha sido algo trastocada con el tema del alcohol debido a malas metodologías, llegando a conclusiones absurdas como que aquellos que beben moderadamente alcohol tienen menor riesgo de morir.[8] Sin embargo, actualmente esto ha sido corregido y las proporcionalidades son directas: a mayor consumo de algún tipo de alcohol, mayor riesgo de mortalidad por cualquier causa.[9]

«Es que el alcohol eleva el colesterol "bueno" HDL».[10] Sabido es que altos niveles de HDL ya no se asocian a menor riesgo de infarto.[11] Lo que importa son los niveles de colesterol LDL, y aquí el alcohol no realiza nada positivo.[12]

El alcohol también está asociado a mayor riesgo de aterosclerosis (infarto)[13] y desarrollo de presión alta.[14]

«Es que el alcohol tiene un antioxidante polifenol que hace que los franceses vivan más». Aah, te refieres al resveratrol de la uva. Te doy el pésame: aunque han pasado más de veinte años estudiándolo, nunca se ha logrado probar que esta molécula tenga alguna actividad biológica en el ser humano.[15] Marketing *again*: han realizado muchísimas investigaciones, pero han sido en animales y con altísimas dosis de resveratrol, algo imposible de extrapolar a los humanos.[16] Esta fabricación de info marketeada sobre los beneficios del vino tinto ha sido tan polémica que incluso ha llegado a cortes judiciales.[17] ¿Por qué mejor no comerte la uva?

RECOMENDACIÓN: una dieta rica en fibra ayudaría a disminuir los efectos cancerígenos del alcohol.[18] Lamentablemente los ambientes ricos en alcohol también son abundantes en asados, comestibles procesados, bebidas azucaradas, cigarro y otras drogas; no en uvas, otras frutas y verduras.

91

No hacer ejercicio más de tres veces a la semana

«Si no algo malo te puede pasar».

«Vas a fatigarte».

«Es mucho, ¿cuándo descansarás?».

«Y no podrás construir músculos».

La lista de excusas pa no levantar el *ass* de la cama es infinita. Así que dejémoslas a un lado pa recalcar lo esencial: la actividad física está metida en todos los beneficios biológicos que te puedas imaginar: regular el ánimo, prevenir la depresión, sostener las capacidades cognitivas, mejorar el sueño, prevenir el cáncer, modular la inflamación y el sistema inmune, bajar la presión arterial, aumentar la esperanza de vida y, por supuesto, mantener un peso saludable.[1]

Si hubiese una disminución de un 1% en el índice de masa corporal de la población adulta gracias al ejercicio, 2 millones de diagnósticos de diabetes, 1,5 millones de infartos y más de 100,000 casos de cáncer podrían ser prevenidos.[2]

¿Cuánto ejercicio deberíamos hacer entonces?

La última guía del Colegio Americano de Medicina Deportiva nos dice que, para adultos, se necesitan al menos 150 a 300 minutos de actividad física aeróbica de intensidad moderada semanal.[1] Aproximadamente 20 a 40 minutos diarios. Esta mínima recomendación ya manda pa la casa a la señora asustadiza que se quedó en el «tres veces a la semana y toy lista».

Otro énfasis que coloca la guía es que, al menos dos veces por semana se debe hacer alguna actividad que sea de fortalecimiento muscular como flexiones o levantar peso.

¡Mira tu cuerpo porfa, wachini! Agarra un espejo y obsérvate.

No eres una masa amorfa lista pa ser plasta y comida de carroñeros, sino que tienes brazos, piernas, músculos, tendones, huesos y articulaciones creadas para moverse. No pa'tar eshá o sentá todo el día todos los días.

No hacer ejercicio es contrario a la vida. Es más, mientras más minutos de la semana pases realizando actividad física, los porcentajes que tienes de morirte van disminuyendo sustantivamente.[3]

¡Muévete!

Shake that ass!

¡Ve a caminar, por último!

¡Que suden esas nalgas!

92

Dieta del genotipo
pa adelgazar

Pese a que esta dieta es súper añeja, me siguen preguntando por ella.

Esta es la versión «mejorada» de la dieta del grupo sanguíneo, esa que te dice según tu tipo de sangre (ABO) si debes alimentarte de una u otra forma.[1]

Sí, es tal como suena, otro fraude de moda más que hizo rico al autor. Pero vayamos más allá de lo evidente.

Según esta nueva versión, no solo la sangre importa, sino que «tus genes» también, y ellos te catalogarán en un grupo específico de ser humano. A saber: maestro, explorador, recolector, cazador, nómada y guerrero. ¡Mira, tú, pero qué interesante y novedoso!

Luego de obtener el resultado (a través de mediciones corporales y exámenes), se te entregará una pauta tipo para que «logres tu peso ideal y prevengas enfermedades». Dicho sea de paso, no es pa'na' barato el rollo.

Pero la cosa comienza a ponerse extraña cuando le dicen a cierto grupo que tiene prohibido el consumo de legumbres o una gran cantidad de frutas, pero que sí puede comer órganos de ciertos animales e inclusive carnes rojas. *What*? ¿Por qué agujero se metieron la ciencia[2]?

Otro interesante punto es que a gran parte de los «grupo genotípicos» se les restringe el consumo de lácteos y gluten. No es raro que bajen de peso privándose de las típicas masas y panes occidentales, o comestibles llenos de leche y sus derivados.

Si miramos la evidencia científica que ha puesto a prueba esta dieta, era obvio el resultado: no funciona ni funcionará. No tiene una base médica ni nutricional real que sustente tales grupos de genotipos.[3]

Quizás sí bajen de peso, pero como toda «dieta», tiene un inicio y un final. He recibido múltiples wachinis que la han intentado y fallan en sostenerla porque, o no se quieren sentir siempre haciendo dieta, o porque termina no haciéndoles sentido.

Pero prepárate, que a continuación vienen unas dietas aún más descabelladas.

93

La dieta cetogénica / *High Fat Low Carb* (HFLC) es súper sana

Uy sí, porque si ya llegaste a esta parte del libro podrás sacar tus propias conclusiones sobre una dieta que promueve el consumo de proteína animal, huevo, queso y embutidos tipo tocino; que prohíbe al máximo el consumo de legumbres y granos integrales y que, prácticamente, dice que los carbohidratos son la causa de todos los problemas actuales.

No volveré a tratar de que entiendas que los patrones alimentarios basados en proteína animal, colesterol y grasas saturadas se asocian al aumento del riesgo de morir por cualquier causa, menor longevidad, cánceres, infartos y otras enfermedades crónicas modernas, pa eso hojea unos cuantos mitos atrás. Enfoquémonos ahora en desmitificar las otras tantas boludeces que tratarán de venderte los cetogénicos.

Si te suena el libro «Cerebro de pan» *by* dostor Perlmutter, sabrás a lo que me refiero. Sip, ese que creó la gluten-fobia, le gusta el *cherry picking* científico y que cita principalmente estudios observacionales que no logran determinar causalidad.[1]

Pero bueno, volvamos: los porcentajes keto de lo que debes comer en esta automutilación dietaria son 80 % grasa, 15 % proteína y 5 % carbohidrato (30 gr de carbos diarios máximo).

Es la «evolución» de la antigua dieta paleo y que ahora va progresando hacia la dieta carnívora. Ya te imaginarás en qué consiste esta última po: aprende a ser el mejor zombie del siglo XXI comiendo carnes y vísceras animales *all day long*... ¡porque no necesitas nada más! Sobre todo, si quieres vivir hasta los veinticinco años (edad promedio a la que llegaban los paleolíticos).[2]

Esta millonaria fórmula generadora de diversos libros, blogs, *influencers*, *Youtubers* y espacios televisivos, tiene hasta a los médicos y nutris más inteligentes del laboratorio babeando pueril y sesgadamente frente a sus rápidos resultados de baja de peso, pese a que las dietas bajas en carbos como esta han demostrado aumentar el riesgo de morir por cualquier causa.[3]

Se basa en lograr un estado de «cetosis», que ocurre debido a la baja ingesta de carbohidratos. Gracias a esto, la cuerpa comienza a utilizar las «cetonas» (provenientes del metabolismo de las grasas) como fuente de energía. Estos mecanismos biológicos con adaptaciones evolutivas que poseemos para sobrevivir bajo períodos de hambruna (ayuno)[4] o estrés crónico.

No olvides que el combustible universal utilizado como primera opción por todas las células del cuerpo es la glucosa y que tu cerebro utiliza 120 gr de la glucosa diaria que consumes para funcionar.[5] La mayoría de toda esta gasolina proviene de la dieta (carbohidratos), a menos que hagas una dieta restrictiva como esta.

Nació ahí por 1921 como tratamiento alternativo para los niños con convulsiones epilépticas.[6] Si bien hasta el día de hoy no sabemos por qué cambiar carbos por cetonas disminuye la hiperreactividad cerebral (nombre cursi de la epilepsia),[7] la dieta se olvidó cuando aparecieron, diez años después, los medicamentos anticonvulsivantes[8] y luego renació como terapia para quienes no respondían a los fármacos.[9] Hoy, algunos «científicos» se dieron cuenta de que, en este estado extremo nutricional, la gente perdía peso. ¡Mira tú!

¿Qué tal si te colocamos en una dieta utilizada para tratar la epilepsia? «Pero doctora, yo no sufro de convulsiones».

¿Y qué tal si haces un moderno y sabroso método donde podrás comer grasa y bajar de peso al mismo tiempo? «Ay, sí, ¿dónde me anoto, doctora?».

Suena bastante nefasto, pero pa qué vamos a andar con cuentos. Como dice el Dr. Greger: «la cirugía cerebral también sirve para tratar casos de epilepsia. ¿Significa que vamos a recomendarle a todos que les abran el cerebro[10]?». No po, wachini.

¿Qué otras malinterpretaciones ha generado esta dieta?

«La insulina es una hormona mala y acumuladora de grasa». Por tanto, el objetivo es disminuirla al máximo mediante la supresión del consumo de carbos. Sin embargo, la insulina es esencial para que tú vivas, wachini, y todos los mamíferos la producen. No por nada los diabéticos insulino-dependientes deben inyectarse, si no derechito pal cielo. Su principal función es ingresar glucosa (y no grasa) hacia las células para su utilización o reserva. De forma secundaria hace lo mismo con los ácidos grasos y aminoácidos.[11]

«Permite revertir la diabetes». Otra confusión biológica. Esta enfermedad se produce por una intolerancia a los carbohidratos, que se manifiesta con una alta glicemia (hiperglicemia).[12] Es evidente que si no comes carbohidratos lo más probable es que tu glicemia basal «se normalice». Pero esto es tapar el sol con un dedo. La real reversión de la diabetes tipo 2 ocurre cuando la cuerpa vuelve a regular por sí misma su glicemia, sin *peaks* alterados de insulina, y cuando la célula vuelve a ser sensible a ella (lo contrario de ser resistente a la insulina).[13] No por comer nada de carbohidratos.

Por este motivo ningún doctor keto te va a pedir el test de tolerancia a la glucosa y solo te piden el azúcar en ayunas. Lo que es más peligroso aún: sabemos que el consumo de grasas saturadas empeora la respuesta de tu cuerpo a los carbohidratos.[14] Así que no te vayas a salir de la dieta po, si no volverás a ser diabético. ¿Entiendes cuán ilógico suena? ¿Qué dieta sana le echaría más leña al fuego, digo sho?

«Es que igual se baja de peso, y rápido». Claro, porque el truco principal es la pérdida de agua corporal,[15] incrementada por la excreción de cetonas urinarias.[16] En realidad, la pérdida de grasa es menor[17] y se hace más lenta,[18] sobre todo si se compara con una dieta más alta en carbohidratos.[19]

«Es antiinflamatoria». *Sorry*, pero la ciencia es clara en la asociación que existe entre dietas ricas en grasa y proteína animal, con la generación de productos de glicosilación avanzada («glicotoxinas»).[20] Estas son las principales causantes de la inflamación crónica por estrés oxidativo,[21] además de ser indirectamente producidas por la oxidación de las cetonas.[22] ¿O por qué crees que los que hacen esta dieta a veces andan con la boca pasá a cetona? Aliento de manzana podrida, le llaman.[23]

Las glicotoxinas favorecen el daño en vasos sanguíneos y nervios,[22] junto con aumentar el riesgo cardiovascular;[24] y alguien con diabetes ya está en mayor riesgo de estas consecuencias. ¿Qué sentido tiene «revertir la diabetes» si finalmente termino con las mismas consecuencias y con mayor riesgo de infarto al corazón?

«Es anticancerígena porque las células del cáncer se alimentan de azúcar». Wachini, «todas» las células utilizan la glucosa (azúcar) como fuente de combustible primario. Es más, se ha descubierto que las células del cáncer de mama también «se alimentan» de cetonas,[25, 26] incluso se ha visto en diseños experimentales que estas podrían favorecer su metástasis.[27] No olvides que las grasas saturadas que tanto promueve esta dieta, generan mayor riesgo de cáncer de mama[28] y próstata.[29] Ahora bien, si ya tienes cáncer de mama, tus probabilidades de sobrevivir disminuyen si se aumenta el consumo de estas grasas.[29] No es aleatorio que la guía nutricional de la Sociedad Americana de Cáncer recomiende un patrón dietario para pacientes con cáncer de mama completamente opuesto a la dieta cetogénica. Ya te lo imaginarás: frutas, verduras, legumbres y granos integrales.[30]

Podría seguir, pero pa qué. Ya que, si con todas estas razones no logré desmitificar que lo keto bajo en carbos está años luz de ser sano, probablemente nada te hará pensar distinto hasta que lo compruebes tú mismo en tus órganos.

94

El método Grez mantiene tu salud

Este «método» (porque al autor no le gusta llamarlo «dieta», por razones obvias) apareció en el 2016 en Chile y hasta el día de hoy me siguen llegando pacientes rebotados en peso luego de haberlo intentado —o con otras consecuencias médicas—.

La historia de su autor, como él la cuenta, comienza luego de un pobre estilo alimenticio que lo lleva a tener colesterol, peso y azúcar por las nubes. Él estaba al borde de la diabeti y pesaba 120 kilos. Así comenzó a probar múltiples métodos para bajar de peso, sin resultados sostenidos. En consecuencia, él concluye que «el azúcar es tóxica» y se debe limitar su consumo.[1] Sin ser médico o nutricionista, formula un «método personal» para bajar de peso luego de toda la información leída de manera autodidacta. ¡Y le resulta! Escribe un libro con estas recomendaciones, sale en múltiples programas de TV repitiendo lo mismo una y otra vez, salta a una fama transitoria por uno o dos años y después se desvanece.

Este es el típico proceso de los gurús destinados al olvido y sus dietas de moda. ¿Cuándo aprenderá el ser humano, digo yo?

Pero weno, es básicamente una dieta baja en carbohidratos con reestructuración del consumo horario de grasas, proteínas y azúcares. Pero adaptada al tshileno clase media que busca bajar rápido de peso y que no tiene plata pa comprar carnes, tocino ni mantequillas orgánicas. Similar a la Dieta Atkins y al «Come Grasa, Queda Flaco» ¿Les resulta familiar? Sipo, papurry papá: *paleo low-carb high-fat keto bullshit.*

«El desayuno debe consistir en alimentos que no aumenten el azúcar ni la insulina en sangre», según él, los infames carbohidratos. Por tanto, que pasen los huevos colesterólicos, el aceite de coco (porque obvio que milagroso) y el aguacate. Llegamos saciados al almuerzo, segunda comida que prioriza proteínas: carnes de cualquier tipo, mariscos y verduras. En la última comida se pueden comer carbohidratos.

El método también utiliza el ayuno intermitente.

Básicamente sostiene los mismos «beneficios» proclamados por los amantes de las cetonas. Y por supuesto, los mismos efectos adversos a corto, mediano y largo plazo.

Siento necesario agregar que, desde mi punto de vista, no existen dietas más egoístas, narcisistas y poco conscientes con el medio ambiente, el calentamiento global y la deforestación como lo son todas estas dietas basadas en proteína y grasa animal.[2] Nuestros patrones alimentarios sí inciden en todo el cambio climático[3] y es necesario pensar en esto al momento de cambiar nuestros hábitos.[4] Uno de los comprobados efectos que tiene adoptar una alimentación más basada en plantas es ayudar a frenar el deterioro del planeta.[5] La cría de animales para consumo humano tiene consecuencias nefastas para la Tierra.[6]

¿Es necesario recalcar y darle más vuelta a lo que ya hablamos en el mito anterior? No.

¿Te va a sanar de todos tus males? No.

¿Es «saludable» bajo la actual evidencia científica? Menos.

¿Te expones a otras enfermedades al hacerlo? *Yes*.

¿Hay que correr? Ni correr ni bicicleta: mejor cómprate una moto y condúcela lo más rápido posible lejos de quien sea que te recomiende algo similar a esto.

95

Si le quitas la piel al pollo es mejor

Ya hablamos de las varias consecuencias que nos produce el consumo del colesterol y las grasas saturadas que contienen las carnes animales.

«¿Pero oigan, y si le saco el cuerito? Queda ma' sanito, ¿no?».

«¡Ay, pero es que es tan rico!».

Sí, es verdad, la grasa recocida que recubre la piel del músculo pollístico tiene un sabor y olor para muches irresistible, insuperable e inexplicable.

Pero la carne del pollo «sigue» teniendo colesterol y grasas saturadas pos, wachini. Quizás no te estás comiendo la condensación máxima de grasa que viene en ese filamento de textura plástica que tú y yo sabemos que probaste alguna vez en tu *life*, pero aun así contiene los elementos que mencionamos anteriormente, como fierro-heme, proteína animal y otras cosillas que trataré de ejemplificar lo menos asquerosa y dulcemente posibles. No vaya a ser cosa de que dejes de comer pollo… ¿de dónde sacarías la proteína ahora? (Jijijij).

Las aves de corral, en primer lugar, junto con los pescados y el vacuno —en segundo y tercer lugar, respectivamente— son la causa más común de brotes de intoxicaciones alimentarias estudiadas.[1] Asociados a errores en la higiene, en la manipulación o a la inadecuada cocción, en el hogar o en donde se hayan comprado.[2]

«¡Dios mío, pero por qué, si el pollo es sanito!».

Otra creencia es que las bacterias naturalmente presentes en carnes ya no forman parte del cuerpo de los animales muertos, pero siempre habrá un porcentaje de ellas que, de existir esta manipulación poco regulada (sin lavado de manos entre entregas de pollos y vacunos), incluso se mantienen en el paquete donde vienen envueltas. Y como son pequeñiwix, atraviesan el envase y, al colocarse en contacto con otros alimentos, por ejemplo, en tu carro de supermercado, terminan contaminando otros productos. Por lo que el «carro» vendría siendo un factor de riesgo para *Salmonella* o *Campylobacter spp*, típicas bacterias encontradas en carnes.

Pero los compradores de pollo crudo no tocaron solo el envase o el carro, sino que también su nariz, a sus hijos y otros vegetales al elegirlos, convirtiéndose esto en una fiesta bacteriana insondable.

Y solo un ínfimo porcentaje de personas manipula ese corte crudo de pechugita de pollo dejándola en el congelador dentro en un contenedor o bolsa plástica.[3]

Incluso hay quienes lavan el pollo antes de manipularlo en casa y cocinarlo, algo que tampoco se recomienda, ya que esto vendría a dispersar aún más la propagación de bacterias, pero ahora en tus muebles de cocina.

Si hablamos de cocido vs. no cocido, más de la mitad de los cocineros juzgaron al ojo y erróneamente la temperatura correcta a la cual la carne estaba realmente cocida en su interior, sin uso de termómetro.[3]

«Pero a mí nunca me ha pasado nada ni me he intoxicado por comer pollo». Puede ser, o quizás no ha sido nada que hayas podido correlacionar. Harta evidencia asocia esas bacterias esparcidas por el pollo crudo que compraste y que manipulaste en tu casa con fuente de infecciones urinarias a través de la *E. coli patogénica extraintestial*;[4] encontrándose casos de infecciones urinarias a recurrencia o por bacterias resistentes a antibióticos en mujeres[5] y adultos mayores[6] que consumen más pollo. Incluso se ha descubierto que puede vivir por meses en tu colon antes de causar la infección vesical.[7]

¿Recomendación? Quizás mejorar la higiene o la cocción, pero la mejor de todas vendría siendo, simplemente: no tener pollo crudo en tu refrigerador, cocina o casa.

96

Tomar Gatorade pa la resaca y la diarrea

Uno de los descubrimientos médicos más *power* del siglo XXI fue darnos cuenta de que se podía rehidratar a los *kids* con diarrea severa (por el cólera, por ejemplo) de forma oral con una solución que tuviese agua, azúcar y sal, en las proporciones adecuadas.[1]

Son esas típicas «sales de rehidratación» que parecen súper cutres, pero aunque no lo creas, han salvado millones de vidas.[2] Bueno, bonito y barato.

¿Habrá alguna forma de hacerlo más *cool* y rentable? Por supuesto, dice la industria, inventemos la misma custión pero con más compuestos, bajo en calorías y creemos la necesidad en la población *fitness*.

No es un secreto que las industrias de refrescos y gaseosas valen miles de millones de dólares. Verás sus letreros propagandísticos financiando cualquier competencia de deporte que imagines.

¿Cuáles son los mitos que se han creado a partir de todo este negocio[3]?

1. Que el consumo de fluidos durante el ejercicio no debería estar basado en sed. De aquí nace la frase «mantente siempre hidratado».
2. Que el consumo de electrolitos es necesario durante el ejercicio. De aquí nace la frase «toma aguas ricas en sodio y potasio».
3. Que la deshidratación es una causa generalmente asociada a calambres musculares debidos al ejercicio. De aquí nace la idea de que, si me contracturo haciendo actividad física, es porque no tomé la suficiente agua.
4. Que los calambres musculares por ejercicio se deben a pérdida de electrolitos. De aquí nace la creencia de que tu agua hidratante DEBE tener un *punch* de minerales.

Es por eso que aparecen estudios en donde no hay una correlación real en triatletas que tomaron o no más agua, con sus tiempos de término de maratón. De hecho, aquellos que perdieron más agua lograron tiempos mejores.[4]

What? ¡Pero si siempre me han dicho todo lo contrario!

Lo sé, pero nuevamente, la frase de que tu cuerpo no es estúpido me salta a la mente: te avisará cuando tengas sed y necesites tomar agua. No se trata de deshidratarse, sino de no sobre-hidratarse pa evitar las múltiples hiponatremias (bajo sodio sanguíneo) que han ocurrido en deportistas a lo largo de estos años. La principal causa de esta es por tomar mucho de cualquier cosa: agua, Gatorade, refrescos electrolíticos, etc. Tampoco tu cuerpo necesita «tomar» sus electrodos, ya que los balancea solito, pa algo tienes riñones.

Todo esto lo sabemos desde la década del noventa, pero el colegio americano de medicina deportiva sigue metiéndonos la necesidad de preferir «resfrescos deportivos» antes que el agua.[5] ¿Quiénes serán los autores de tales indicaciones? «*Gatorade Sports Science Institute*» se repite bastante,[6] no es raro.

Pareciese como si nos quisieran vender la idea de que no tenemos órganos. Que «todo» debemos balancearlo nosotros (y de paso llenarles los bolsillos a estas instituciones empresariales).[7]

Pa qué hablar de los colegas que recomiendan tomar Coca-Cola o Gatorade a los niños con diarrea: silencio fúnebre pa todes elles y pa los intestinos de esos chamacos.

97

El microondas es lo peor

Este mito va más allá de los accidentes que terminan en la urgencia por el uso de microondas al sobrecalentar huevos (que realmente explotan en tu cara), agua, cera de afeitar o palomitas de maíz.[1]

«La radiación que emiten estas máquinas es terrible».

Algo que raya bastante en lo que vimos al principio: «lo natural es mejor que lo artificial».

Pese a que se han hecho estudios buscando si la radiación producida por microondas genera algún tipo de daño real a quien le rodea, nada se ha encontrado.[2]

Pero yo sé, ustedes están preocupados de si su comida se transformará en Frankenstein luego de ser expuesta a los tenebrosos rayos de esta máquina nuclear, sobre todo si es que nos basamos en textos de dudosa reputación científica.[3]

Como esto puede basarse en desconocimiento de materias físicas algo difíciles de entender, comprendamos lo esencial: existen radiaciones ionizantes y no-ionizantes. Las primeras se generan desde escaners-TAC médicos, medicina nuclear, rayos X o la generada post exposiciones nucleares. Esta puede crear alteraciones del ADN.[4] Las no-ionizantes no tienen el potencial suficiente para generar algo fundamental a nivel celular (a menos que las células se expongan constantemente y por largos períodos de tiempo a ellas, como los rayos UV solares). Ejemplo de ellas son las ondas generadas por los microondas.[5] Estos cocinan haciendo que las moléculas de agua entren en un estado de movimiento, esto genera calor y este termina «cocinando» la comida que contiene esas moléculas de agua. De hecho, esta forma de cocinar con calor es compartida por todas las otras formas de cocción: saltear, asar y hornear.[6]

Como todas las ondas electromagnéticas, las micro-ondas son emitidas y absorbidas como partículas llamadas «fotones». La energía contenida en esta micro-onda es tan pequeñita que difícilmente podría causar «re-arreglos» o «alteraciones» en una molécula. Esto hecha por tierra la idea de que «se generan radicales libres cancerígenos» por cambios en los electrones de los alimentos.[7] El único cambio confirmado es el producido por el movimiento que genera calor. Para generar «cambios no-termales» deberían ser millones de micro-ondas sostenidas en el tiempo «atacando» la comida.[6] Potencia y tiempo que no está dentro del marco de uso de un microondas, ya que son bastante rápidos. De hecho, su tecnología es usada por lo mismo: pa los apurados.

Y al comparar los efectos reales que tenía la exposición al calor del microondas vs. al fuego normal de cocina en distintas comidas, no hubo grandes cambios en nutrientes ni en aspecto.[8]

«Pero igual deben perder algo de nutrientes». Obvio que sí, al igual como pasa al cocinarlas al vapor, tostarlas, saltearlas o asarlas. Eso no quiere decir que pierdan «todo» lo que pueden entregarte.

Quizás la tecnología no sea tan mala, sobre todo si andas apurá y se te fue cocinar.

«¿Me va a dar cáncer?». No se ha demostrado que las ondas de los microondas generen cáncer, pese a que es un mito bastante expandido.[9] Pero como tip final: de algo que sí nos debemos cuidar es del consumo de alimentos procesados cocinados a altas temperaturas en formatos fritos, horneados o tostados (como las papas fritas) ya que contienen acrilamidas, sustancias químicas que han sido catalogadas como probables carcinógenos para los humanos.[10]

98

La leche de vaca no tiene hormonas

Todes han escuchado el argumento de que «la leche de vaca es para las vacas» y frases similares provenientes de un vegano furioso.

Pero más allá de esta lógica discursiva que, dicho sea de paso, tiene todo el sentido del mundo, usemos argumentos más científicos para hacer temblar hasta al ternero-humano más ferviente que lea estas páginas.

First things first: todos los alimentos de origen animal contienen hormonas porque, al igual que los seres humanos, ellos también tienen glándulas que producen estas sustancias químicas.[1] Estas se acumulan en diversos tejidos para cumplir sus funciones biológicas (por ejemplo, en músculos). Cualquier veterinario o ingeniero en alimentos o bioquímica cacha esto y te lo puede confirmar.

Y al igual que una mujer en plena lactancia, su leche mamaria contendrá hormonas de crecimiento para hacer crecer al niño (junto con lípidos, proteínas, anticuerpos y mushas coshas más).[2] Esto es enseñado a todos los médicos, nutris y obstetras *around the world*.

¿Por qué entonces cuesta tanto hacer el link entre la leche que sale de los senos de una mujer y la que sale de las ubres vacunas? (pa qué hablar de la leshe de onvre, jijiji, ya, ya, es que no pude contenerme).

Lo anterior es fisiología básica: la leche de vaca NECESITA/DEBE tener hormonas pal ternero po,[3] si no ola ké ase. Si no es na' extraterrestre la cría pa crecer a puro aire, prana y sol.

¿Oie doc., pero esto realmente importa? ¿Nos afecta?

Puede ser, *baby*. Cáchate que más de tres cuartas partes de las hormonas esteroides «femeninas» de fuente exógena (del exterior) que ingiere el ser humano en su vida provienen de alimentos lácteos.[4] Y no solo leche, dentro del canasto hormonal también se encuentra el queso, el yogur, la mantequilla y la crema.[5]

Estas hormonas vacunas comprenden principalmente las siguientes: prolactina, progesterona, PGE2, IGF2, corticoesteroides y estrógenos.[4]

Se han llevado a cabo encuestas en las cuales menos del 50% de las personas (esto incluye «expertos» en nutrición) cacha que los lácteos son fuente científicamente comprobada de hormonas o que una vaca debe mantenerse preñá pa seguir produciendo leche.[6] *What?!* Si po perrita, y con la ingeniería genética se han creado vacas súper-duper (ejemplo: Holstein) que pueden pasar ma' de 300 días produciendo leche, aunque estén esperando otro y otro y otro ternero nuevo. Esto se traduce en mayores niveles de hormonas en el torrente sanguíneo de estos animales y, por consiguiente, en sus secreciones.[7]

¿Te imaginas a tu mamá embarazá y además dando de amamantar por nueve o más meses? *It's really fucked up.* ¡La realidad supera la ficción, loco!

«Ya, pero doc., ingerir hormonas de lácteos no le hace na' al cuerpo todopoderoso humano, rey especista de la fauna terrestre, ¿no?».

Te equivocas, wachini discriminador. Sabemos actualmente que el consumo crónico de estas hormonas en tu café cortao, tu picoteo de tabla de quesos con los amigues, el yogur hiperproteico bajo en calorías descremado deslactosado que llevas de colación y toda la porquería que te venden, sí se asocia a diferentes patologías y de manera significativa.

Por ejemplo, los estrógenos lácteos se consideran un factor de riesgo para cáncer de endometrio en mujeres posmenopausia.[8] También se ligan a mayor probabilidad de anovulación en edad reproductiva.[9] Esto quiere decir que, pese a tener tu período menstrual, no hay liberación del «huevo-óvulo» (ovocito II) del «cascaron» (folículo-ovario) para su fecundación. Lo cual trae aparejada la siguiente consecuencia: mayor tasa de infertilidad[10] poblacional (algo que ya está ocurriendo mundialmente, por algo han aparecido las tecnologías de fertilización in vitro o congelamiento de óvulos).

Estas hormonas también afectan a hombres y en otros «procesos de crecimiento» como la producción de acné[11] y el riesgo de recurrencia de cáncer de próstata.[12] Todo ampliamente estudiado y con ciencia que muestra resultados sorprendentes.

Las hormonas vacunas también se encuentran en «lácteos orgánicos», «leches reconstituidas», «leche cruda» o «leche de campo recién ordeñada». Como ya les expliqué, es normal que tengan hormonas, no es un mito.

Finalmente sí o sí hay que saldar tres temas que entran en este mito.

El primero es todes esos «especialistas» que recalcan una y otra vez que «la leche no es inflamatoria» y que es protectora cardiovascular,[15] citando metaanálisis[13] y/o estudios[14] financiados por la misma industria: *bitch, please*. Que ya posea colesterol (proinflamatorio), grasas saturadas (proinflamatorias, en el contexto hablado del mito del aceite de coco), hormonas que favorecen enfermedades inflamatorias como cáncer y proteína animal tipo caseína demuestra que tiene un potencial tremendo para generar inflamación. Obvio que si lees las investigaciones que no muestran los efectos de estos factores por separado seguirá apareciendo la conclusión de que no pasa na'. No es raro que importantes empresas lácteas financien congresos[16] de médicos o nutris: pa venderles puras mentiras po.

El segundo es que «necesitas leche para producir leche», en el contexto de mamás en lactancia. Si alguna vez descubres a una vaca por ahí tomando leche, porfa graba una *story* o, por último, hazle un *boomerang*. No, en serio, piensa, wachini Feña, piensa: ¿qué come la vaca pa producir leche? ¡Pasto! ¡Vegetales! O al menos eso es lo que hacen esas que están libres en el campo, al resto le dan granos como maíz, trigo o soya. Pero no les dan leche, *never*. Una mamá no necesita tomar leche pa que sus senos se llenen de secreción láctea humana: el primer factor productor de leche es la succión del pezón que realiza el *baby* y que estimula las glándulas mamarias.[17] Existen otros, como la alimentación saludable, bajos niveles de estrés y prevención de la depresión posparto. Así que, si la obstetra o ginecóloga te manda a tomar leche porque tienes las *tits* vacías, tírale un vaso de leche en la cara (pero descremá si po, que es más sanita… *not*).

Y el otro, que no es tan mito (por tooodo lo que ya hablamos arriba), es que «la leche de vaca es para las vacas». Igual es verdad, ¿o acaso has visto a gatos tomando leche de perro, o camellos tomando leche de jirafa, o cerdos tomando leche de vaca? Pero si estamos en un contexto donde ni las calorías, ni grasas, proteínas o calcio que viene en esta secreción de ubre se pueden obtener por el infante (esto sucede generalmente en contextos de pobreza, desnutrición o países del tercer mundo sin acceso a otros alimentos ricos en calcio), la leche de vaca puede ser una opción.[18] Pero en ningún caso es «esencial» tomarla porque contiene «nutrientes únicos que ningún otro alimento trae», otra tontera que dicen por ahí.

Así que quizás te la pienses dos veces antes de beberte todos los días una dosis hormonal e inflamatoria en tu lechita matutina.

99

Más gordito, más sanito

Chile ya es el país con más sobrepeso y obesidad del mundo mundial.[1]

Y estos dos estados corporales están ligados al sin fin de enfermedades de las que hemos hablado a lo largo del libro.

El solo hecho de comenzar a acumular más tejido adiposo del cual mi cuerpo debe hacerse cargo —algo que se llama índice de masa corporal normal— ya se considera como un factor de riesgo para once tipos de cánceres.[2]

La grasa como tal, al estar en exceso en rollitos que salen hasta debajo de la axila (su tercera teta, como dice La Botota con cariño), tiene el potencial de producir mayor inflamación en la cuerpa.[3] Y nada tan weno puedo concluir luego de un proceso inflamatorio largo, distendido y prolongado.

Pero pese a toda la ciencia disponible, seguimos escuchando a las tías, aweliwis e incluso algunos profesionales de la in-salud, que persiguen la fantasía del gordito saludable, risueño y bonachón, amigo de sus amigos, padre de familia y weno pa la cerveza.

Miren hasta dónde nos ha llevado esa imagen.

Y no, no engordaste por comer mucha fruta ni legumbres.

Lo impresionante es la frase contraria: «es que estás muy flaca, parecí enferma». Se lo han dicho mucho a las wachinis en la consulta que, por primera vez, van logrando llegar a su peso normal de manera sostenida y sin hacer dietas extremas ni keto-modas. Pero más divertido es que a veces ni siquiera están aún en el rango normal, sino que siguen con sobrepeso.

¿Tendremos los chilenos una imagen distorsionada de nuestra corporalidad? ¿Será que estar en un peso normal es anormal, porque lo anormal se ha normalizado?

¿Ser diagnosticado con obesidad de verdad no genera un cuestionamiento personal o social?

Cuando hablamos de peso, muches se inflaman de repente porque, *of course*, es un tema sensible ya que hay muchas aristas personales,[4] emocionales[5] e internas detrás de esta enfermedad. Trastornos alimentarios,[6] adicciones[7] o experiencias traumáticas.[8] Pero hablando integralmente, no es más que el otro extremo de la anorexia o bulimia.[9] Ambos pertenecientes a la misma moneda, solo que en caras distintas.[10]

Es por ello que, tanto la anorexia como la obesidad, no se tratan «solo» con alimentación saludable, sino que se deben ver de forma multidisciplinaria,[11] partiendo con un cambio de pensamiento.

Científicamente hablando, no existe el gordito sanito a largo plazo. Y chilenísticamente hablando, estamos de la *shit* en lo que respecta a salud y obesidad.

100

Me llegó el viejazo, así que mal

¿Cuándo habrá nacido esa idea fatalista del futuro?

Infinitas mujeres autocondenadas por el nuevo cumpleaños, hombres-niños en sus veintisiempre adictos a la fiesta y adultos que con la jubilación ven su vida terminada (cuando quizás aún les quedan treinta o cuarenta años por delante).

¿Qué sucederá en esta sociedad moderna que eleva la cultura *antiaging*? Por más estúpido que este concepto suene, porque no existe tal cosa como el antienvejecimiento. Quizás es pa llenarse los bolsillos aplicando inyecciones en la cara, cremas con ácido hialurónico y tratamientos faciales dolorosos.

Pero las células, los órganos y la cuerpa envejecerá sí o sí, wachinis. Es parte normal del ciclo de vida. Luchar contra lo inevitable generalmente trae más pena y frustración que plenitud.

Y esta frase se la he escuchado a chicos de dieciocho que ven los veintiuno como la vejestud máxima, a treintañeros que miran con nostalgia sus años veinte y a cuarentonas que, en toda su independencia «pleno-páusica», se sienten como si fueran mujeres deterioradas de setenta. Y ahí aparece la enfermedad.

¿Pero no nos estará diciendo algo todo esto?

El «viejazo» termina siendo vivenciado como un fracaso y con sentimientos de rechazo[1] hacia algo que puede transformarse en oportunidades y aprendizajes:

Como ese niño que ya a sus siete años se dio cuenta de que se sentía identificado con ser niña antes que niño.

O como ese joven-adulto de veinte años que, al hacerse más «viejo», se dio cuenta de que aceptó su homosexualidad en contraste a la heterosexualidad impuesta por la sociedad.

O esa mujer de veintisiete años que, luego de estudiar y trabajar en una carrera que nunca le gustó, se mete a estudiar lo que realmente quiso.

O ese hombre de treinta y tres años que, llevando una máscara de sonrisas y condescendencia, termina enfermándose por no lograr llenar las expectativas que su familia tenía de él, lo que lo lleva a consultar por primera vez a un psicólogo.

O esa adulta de cuarenta y tres que se da cuenta de que lleva años de su vida casada con un tipo que ni la pela ni la calienta, y decide divorciarse contra viento y marea.

O el papá de cincuenta que, cansado de haberse hecho cargo de todes, inicia hábitos de vida saludables y termina revertiendo algunas enfermedades.

O tu abuelita de sesenta y tres que se da cuenta del daño que les hace a sus nietos pasar pegados a pantallas que no les estimularán la neuroplasticidad cerebral como jugar al aire libre, como ella lo hizo.

Y tantas historias más «por viejazo» que quizás no te diste cuenta, pero sí valieron la pena. Tendrás más arrugas, pero tener más líneas en tu mano no es gratuito, si es que aprovechas esa oportunidad.

En las culturas más longevas y tradiciones antiguas, «ser viejo» era sagrado, venerado y respetado.[2] El viejazo nunca llegaba, nunca fue algo malo. Ellos ya habían entendido que los truculentos mitos podían destruir de forma negativa la sabiduría que encierra el conocimiento claro, cercano, científico e incluso el no tan científico.

Deseo con todo el cora, wachini motivade por seguir conociéndote, que este ritual de limpieza que acabamos de hacer haya borrado todos estos mitos de tu cuerpa. Que cada rincón de tu consciencia haya sido liberado de tantas burdas creencias y que ni el coronavirus haya sobrevivido con la súper wena higiene mitológica que te entregó el libro. Para que el miedo a envejecer se transforme en otro mito más y deje de empañar tu futuro.

Agradecimientos

Primero, quiero dar infinitas gracias, con bailes y mucho humor, a todes les wachinis que han leído, compartido y apoyado mis creaciones y locuras, tanto en el mundo real como en las redes sociales. Sin la comunidad que hemos creado habría sido imposible forjar este trabajo.

Agradezco con todo el *cora* a mi editorial, Penguin Random House, y a Dani, mi editora, por creer en mi trabajo y permitirme cumplir el sueño de escribir mi primer libro. ¡Se vienen muchos más!

Además, quiero agradecer a todos los científicos que, pese a no conocerlos, forman parte de esta creación. Sin la generación de sus *papers* y evidencia, el trabajo de deconstruir mitos y crear nuevas estructuras, buscando ir más allá de los paradigmas prehistóricos que aún aquejan a la sociedad, no habría visto la luz. En especial a médicos que admiro como mis profes antroposóficos de Chile y Alemania, y al Dr. Michael Greger de *NutritionFacts*, ya que gracias a su trabajo abierto a quien desee utilizarlo, he podido utilizar la alimentación terapéutica como herramienta clínica.

Y finalmente a toda mi familia, amigues y colegas cercanos, quienes continúan trayendo luz a mi vida, amor espiritual y compañía sincera hasta en mis momentos más oscuros, ayudándome a ver más allá de los desafíos que trae la existencia, para transformarlos en oportunidades, autoconocimiento y crecimiento interior.

Referencias

Parte 1
MITOS MÉDICOS

1. Solo existe la medicina convencional

1. Lindberg, David, *The beginnings of western science*, Chicago, University of Chicago Press, 1992.
2. A. Ahn, M. Tewari, C. Poon y R. Phillips, «The limits of reductionism in medicine: Could systems biology offer an alternative?», *PLoS Med.*, vol. 3, n° 6, 2006. Disponible en: <https://doi.org/10.1371/journal.pmed.00 30208>
3. Zuskin, Eugenija *et al.*, «Ancient medicine-a review», *Acta Dermatovenerol Croat*, vol. 16, n° 3, 2008, pp. 149-157.
4. D. Fan y N. Wang, «Holistic Integrative Medicine», *Integrative Ophthalmology. Advances in Visual Science and Eye Diseases*, vol. 3, Singapore, Springer, 2019.
5. R. Pang, S. Wang, L. Tian, M. Lee, A. Do, S. Cutshall, G. Li, B. Bauer, B. Thomley y T. Chon, «Complementary and Integrative Medicine at Mayo Clinic», *Am. J. Chin. Med.*, vol. 43, 2015, pp. 1503-1513.
6. A. Almeida *et al.*, «A new genomic blueprint of the human gut microbiota», *Nature*, vol. 568, 2019, pp. 499-504.
7. A. Valdes, J. Walter, E. Segal y T. Spector, «Role of the gut microbiota in nutrition and health», *BMJ*, vol. 361, 2018.
8. S. Telles, P. Gerbarg y E. Kozasa, «Physiological Effects of Mind and Body Practices», *Biomed Res Int.*, 2015.

2. Los alimentos no tienen poder medicinal

1. M. Ullah y M. Khan, «Food as medicine: Potential therapeutic tendencies of plant derived polyphenolic compounds», *Asian Pac. J. Cancer*, vol. 9, 2008, pp. 187-199.
2. H. Cory, S. Passarelli, J. Szeto, M. Tamez y J. Mattei, «The Role of Polyphenols in Human Health and Food Systems: A Mini-Review», *Front Nutr.*, vol. 5, n° 87, 2018.
3. F. Imamura, R. Micha, J. Wu *et al.*, «Effects of Saturated Fat, Polyunsaturated Fat, Monounsaturated Fat, and Carbohydrate on Glucose-Insulin Homeostasis: A Systematic Review and Meta-analysis of Randomised Controlled Feeding Trials», *PLoS Med.*, vol. 13, n° 7, 2016.
4. G. Soliman, «Dietary Fiber, Atherosclerosis, and Cardiovascular Disease», *Nutrients*, vol. 11, n° 5, 2019.
5. N. Barnard, A. Bush, A. Ceccarelli *et al.*, «Dietary and lifestyle guidelines for the prevention of Alzheimer's disease», *Neurobiology of Aging*, vol. 35, 2014.
6. Olivia G. Swann, Michelle Kilpatrick, Monique Breslin y Wendy H Oddy, «Dietary fiber and its associations with depression and inflammation», *Nutrition Reviews*, 2020, pp. 394-411.
7. Barnard Medical Center <https://www.pcrm.org/barnard-medical-center>

3. La medicina integrativa no funciona

1. R. Gannotta, S. Malik, A. Chan, K. Urgun, F. Hsu y S. Vadera, «Integrative Medicine as a Vital Component of Patient Care», *Cureus*, vol. 10, n° 8, 2018.
2. J. Sultana, P. Cutroneo y G. Trifirò, «Clinical and economic burden of adverse drug reactions», *J Pharmacol Pharmacother.*, vol. 4, supl. 1, 2013.
3. Lee, Myeong Soo, «The constant progression of Integrative Medicine Research», *Integrative Medicine Research*, vol. 9, n° 1, 2020.
4. K. Linde, A. Alscher, C. Friedrichs, S. Joos y A. Schneider, «The use of complementary and alternative therapies in Germany - a systematic review of nationwide surveys», *Forschende Komplementarmedizin*, vol. 21, 2014, pp. 111-118.
5. G. Kienle, H. Albonico, E. Baars, H. Hamre, P. Zimmermann y H, Kiene, «Anthroposophic medicine: an integrative medical system originating in europe», *Glob Adv Health Med.*, vol. 2, n° 6, 2013, pp. 20-31.
6. «Health care in Germany: The German health care system», *Institute for Quality and Efficiency in Health Care (IQWiG)*, mayo 2015 [Actualiza-

do febrero 2018]. Disponible en: <https://www.ncbi.nlm.nih.gov/books/NBK298834/>

7. Yale Medicine, <https://www.yalemedicine.org/departments/integrative-medicine-program>

8. Osher Center For Integrative Medicine, <https://oshercenter.org>.

9. Johns Hopkins Center, <https://www.hopkinsmedicine.org/integrative_medicine_digestive_center/>

10. J. Greeson, S. Rosenzweig, S. Halbert, I. Cantor, M. Keener y G. Brainard, «Integrative medicine research at an academic medical center: patient characteristics and health-related quality-of-life outcomes», *J Altern Complement Med.*, vol. 14, n° 6, 2008, pp. 763-767.

11. R. Khorsan, I. Coulter, C. Crawford y A. Hsiao, «Systematic review of integrative health care research: randomized control trials, clinical controlled trials, and meta-analysis», *Evid Based Complement Alternat Med.*, 2011.

4. Solo los fármacos convencionales funcionan

1. D. Newman y G. Cragg, «Natural products as sources of new drugs over the 30 years from 1981 to 2010», *J Nat Prod.*, vol. 75, 2012, pp. 311-35.

2. M. Kreuter, «Human behavior and cancer. Forget the magic bullet!», *Cancer*, vol. 72, supl. 3, 1993, pp. 996-1001.

3. A. Goldman, Y. Burmeister, K. Cesnulevicius *et al.*, «Bioregulatory systems medicine: an innovative approach to integrating the science of molecular networks, inflammation, and systems biology with the patient's autoregulatory capacity?», *Front Physiol.*, vol. 6, 2015.

4. T. Tillmann, A. Gibson, G. Scott, O. Harrison, A. Dominiczak y P. Hanlon, «Systems Medicine 2.0: potential benefits of combining electronic health care records with systems science models», *J Med Internet Res.*, vol. 17, n° 3, 2015.

5. R. Ramsay, M. Popovic-Nikolic, K. Nikolic, E. Uliassi y M. Bolognesi, «A perspective on multi-target drug discovery and design for complex diseases», *Clin Transl Med.*, vol. 7, n° 1, 2018.

6. K. Muders, C. Pilat, V. Deuster *et al.*, «Effects of Traumeel (Tr14) on Exercise-Induced Muscle Damage Response in Healthy Subjects: A Double-Blind RCT», *Mediators Inflamm.*, 2016.

7. F. Pinu, D. Beale, A. Paten *et al.*, «Systems Biology and Multi-Omics Integration: Viewpoints from the Metabolomics Research Community», *Metabolites*, vol. 9, n° 4, 2019.

8. E. Calabrese, «Hormesis: from mainstream to therapy», *J Cell Commun Signal.*, vol. 8, n° 4, 2014, pp. 289-291.

9. C. Lozada, E. del Rio, D. Reitberg, R. Smith, C. Kahn y R. Moskowitz, «A doubleblind, randomized, saline-controlled study of the efficacy and safety of co-administered intra-articular injections of Tr14 and Ze14 for treatment of painful osteoarthritis of the knee:the MOZArT trial», *Eur J Integr Med.*, vol. 13, 2017, pp. 54-63.

10. V. Nikolova, S. Zaidi, H. Young, A. Cleare y J. Stone, «Gut feeling: randomized controlled trials of probiotics for the treatment of clinical depression: Systematic review and meta-analysis», *Ther Adv Psychopharmacol.*, 2019.

11. E. Ahmadi, R. Alizadeh-Navaei y M. Rezai, «Efficacy of probiotic use in acute rotavirus diarrhea in children: A systematic review and meta-analysis», *Caspian J Intern Med.*, vol. 6, n° 4, 2015, pp. 187-195.

12. C. Tenorio-Jiménez, M. Martínez-Ramírez, Á. Gil y C. Gómez-Llorente, «Effects of Probiotics on Metabolic Syndrome: A Systematic Review of Randomized Clinical Trials», *Nutrients*, vol. 12, n° 1, 2020.

13. Sillé, F. *et al.*, «The exposome – a new approach for risk assessment», *ALTEX*, vol. 37, n° 1, 2020, pp. 3-23.

14. A. Moosavi y A. Motevalizadeh Ardekani, «Role of Epigenetics in Biology and Human Diseases», *Iran Biomed J.*, vol. 20, n° 5, 2016, pp. 246-258.

15. A.D. Theocharis, D. Manou y N.K. Karamanos, «The extracellular matrix as a multitasking player in disease», *FEBS J.*, vol. 286, 2019, pp. 2830-2869.

16. I. Hernández y D. Vecchi, «The Interactive Construction of Biological Individuality Through Biotic Entrenchment», *Front Psychol.*, vol. 10, 2019.

17. A. Chokshi, Z. Sifri, D. Cennimo y H. Horng, «Global Contributors to Antibiotic Resistance», *J Glob Infect Dis.* [publicación corregida], vol. 11, n° 1, 2019, pp. 36-42.

18. H. P. Jadhav *et al.*, «Standardization of homeopathic mother tincture of Toxicodendron pubescens and correlation of its flavonoid markers with the biological activity», *Homeopathy*, vol. 105, 2016, pp. 48-54.

19. H. Hamre, C. Witt, A. Glockmann *et al.*, «Outcome of anthroposophic medication therapy in chronic disease: a 12-month prospective cohort study», *Drug Des Devel Ther.*, vol. 2, 2009, pp. 25-37.

20. M. Antonelli y D. Donelli, «Reinterpreting homoeopathy in the light of placebo effects to manage patients who seek homoeopathic care: A systematic review», *Health Soc Care Community*, vol. 4, 2019, pp. 824-847.

21. J. W. Daily, M. Yang y S. Park, «Efficacy of Turmeric Extracts and Curcumin for Alleviating the Symptoms of Joint Arthritis: A Systematic Review and Meta-Analysis of Randomized Clinical Trials», *J Med Food*, vol. 19, n° 8, 2016, pp. 717-729.

22. G. S. Kienle, M. Mussler, D. Fuchs y H. Kiene, «Intravenous Mistletoe Treatment in Integrative Cancer Care: A Qualitative Study Exploring the Procedures, Concepts, and Observations of Expert Doctors», *Evid Based Complement Alternat Med.*, 2016.

23. M. Marvibaigi, E. Supriyanto, N. Amini, F. A. Abdul Majid y S. A. Jaganathan, «Preclinical and clinical effects of mistletoe against breast cancer», *Biomed Res Int.*, 2014.

24. T. Ostermann, C. Raak y A. Büssing, «Survival of cancer patients treated with mistletoe extract (Iscador): a systematic literature review», *BMC cancer*, vol. 9, 2009.

25. F. Pelzer, W. Tröger y D. R. Nat, «Complementary Treatment with Mistletoe Extracts During Chemotherapy: Safety, Neutropenia, Fever, and Quality of Life Assessed in a Randomized Study», *J Altern Complement Med.*, vol. 24, n° 9-10, 2018, pp. 954-961.

5. Un médico general no cacha na'

1. Ministerio de Sanidad, Servicios Sociales e Igualdad, *Los sistemas sanitarios en los países de la unicón Europea*, 2019. Disponible en: <https://www.mscbs.gob.es/estadEstudios/estadisticas/docs/presentacion_es.pdf.>

7. Todo lo natural es weno

1. E. Ernst, «Thirteen follies and fallacies about alternative medicine», *EMBO Rep.*, vol. 14, n° 12, 2013, pp. 1025-1026.

2. M. Rp Alves, «The Natural Fallacy in a Post-Truth era: A perspective on the natural sciences' permeability to values», *EMBO Rep.*, vol. 21, n° 2, 2020.

8. Los estudios científicos no son manipulados

1. D.J. Hauser, P. C. Ellsworth y R. Gonzalez, «Are Manipulation Checks Necessary?», *Front Psychol.*, vol. 9, 2018.

2. C. E. Kearns, S. A. Glantz y L.A. Schmidt, «Sugar industry influence on the scientific agenda of the National Institute of Dental Research's 1971 National Caries Program: a historical analysis of internal documents», *PLoS Med.*, vol. 12, n° 3, 2015.

3. C. E. Kearns, L. A. Schmidt y S. A. Glantz, «Sugar Industry and Coronary Heart Disease Research: A Historical Analysis of Internal Industry Documents», *JAMA Intern Med.* [publicación corregida], vol.176, n° 11, pp. 1680-1685.

4. Union of Concerned Scientists, «Heads they win, tails we lose. How corporations corrupt science at the Public's expense», *Union of Concerned Scientists*, 2012.

5. D. S. Egilman y S. R. Bohme, «Over a barrel: corporate corruption of science and its effects on workers and the environment», *Int J Occup Environ Health*, vol. 11, n° 4, 2005.

6. Ioannidis, John P. A., «Why most published research findings are false», *PLoS Medicine*, vol. 2,8, 2005.

7. J. E. Kim y W. W. Campbell, «Dietary Cholesterol Contained in Whole Eggs Is Not Well Absorbed and Does Not Acutely Affect Plasma Total Cholesterol Concentration in Men and Women: Results from 2 Randomized Controlled Crossover Studies», *Nutrients*, vol. 10, n° 9, 2018.

8. T. K. Thorning, F. Raziani, N. T. Bendsen, A. Astrup, T. Tholstrup y A. Raben, «Diets with high-fat cheese, high-fat meat, or carbohydrate on cardiovascular risk markers in overweight postmenopausal women: a randomized crossover trial», *Am. J. Clin. Nutr.*, vol. 102, n° 3, 2015.

9. J. Guo, A. Astrup, J. A. Lovegrove, L. Gijsbers, D. I. Givens y S. S. Soedamah-muthu, «Milk and dairy consumption and risk of cardiovascular diseases and all-cause mortality: dose-response meta-analysis of prospective cohort studies», *Eur. J. Epidemiol.*, vol. 32, n° 4, 2017, pp. 269-287.

10. M. A. Roussell, A. M. Hill, T. L. Gaugler *et al.*, «Beef in an Optimal Lean Diet study: effects on lipids, lipoproteins, and apolipoproteins», *Am. J. Clin. Nutr.*, vol. 95, n° 1, 2012, pp. 9-16.

11. E. Demmer, M. D. Van Loan, N. Rivera *et al.*, «Consumption of a high-fat meal containing cheese compared with a vegan alternative lowers postprandial C-reactive protein in overweight and obese individuals with metabolic abnormalities: a randomised controlled cross-over study», *J Nutr Sci.*, vol. 5, 2016.

12. J. Hjerpsted, E. Leedo y T. Tholstrup, «Cheese intake in large amounts lowers LDL-cholesterol concentrations compared with butter intake of equal fat content», *Am J Clin Nutr.*, vol. 94, n° 6, 2011.

13. F. M. Sacks, A. H. Lichtenstein, J. H. Y. Wu *et al.*, «Dietary Fats and Cardiovascular Disease: A Presidential Advisory From the American Heart Association», *Circulation*, 2017.

14. P. Aveyard, D. Yach, A. B. Gilmore y S. Capewell, «Should we welcome food industry funding of public health research?», *BMJ.*, vol. 353, 2016.

15. New England Journal of Medicine, *Integrity safeguards*, 2016. Disponible en: <http://www.nejm.org/page/media-center/integrity-safeguards>

16. Center for Science in the Public Interest, Lifting the Veil of Secrecy, Corporate Support for Health and Environmental Professional Associations, Charities, and Industry Front Groups, 2003.

9. Los remedios enferman más

1. J. Sultana, P. Cutroneo y G. Trifirò, «Clinical and economic burden of adverse drug reactions», *J Pharmacol Pharmacother.*, vol. 4, supl. 1, 2013.
2. Aminov, Rustam I., «A brief history of the antibiotic era: lessons learned and challenges for the future», *Frontiers in Microbiology*, vol. 1, n° 134, 2010.
3. J. Castiblanco y J. M. Anaya, «Genetics and vaccines in the era of personalized medicine», *Curr Genomics.*, vol. 16, n° 1, 2015, pp. 47-59.
4. B. Greenwood, «The contribution of vaccination to global health: past, present and future», *Philos Trans R Soc Lond B Biol Sci.*, vol. 369, n° 1645, 2014.

Parte 2
MITOS GENERALES

11. Los alimentos son «buenos» o «malos»

1. Weeks, John, «Integrative Health and the Emerging Whole-Systems Approach to Dietary Guidelines» *Glob Adv Health Med.*, vol. 5, n° 1, 2016, pp. 9-11.
2. T. C. Campbell, «Cancer Prevention and Treatment by Wholistic Nutrition», *J Nat Sci.*, vol. 3, n° 10, 2017.
3. P.P. Chong, V. K. Chin, C. Y. Looi, W. F. Wong, P. Madhavan y V. C. Yong, «The Microbiome and Irritable Bowel Syndrome - A Review on the Pathophysiology, Current Research and Future Therapy», *Front Microbiol* [publicación corregida], vol. 10, 2019.
4. X. Sun, Z. Shan y W. Teng, «Effects of increased iodine intake on thyroid disorders», *Endocrinol Metab.*, Seoul, vol. 29, n° 3, 2014, pp. 240-247.
5. H. Steinfeld *et al.*, «Livestock's Long Shadow», *FAO*, Rome, 2006, pp. 1-392.
6. K. Dopelt, P. Radon y N. Davidovitch, «Environmental Effects of the Livestock Industry: The Relationship between Knowledge, Attitudes, and Behavior among Students in Israel», *Int J Environ Res Public Health*, vol. 16, n° 8, 2019.
7. M. A. Clark, M. Springmann, J. Hill y D. Tilman, «Multiple health and environmental impacts of foods», *Proc Natl Acad Sci U.S.A.*, vol. 116, n° 46, 2019, pp. 23357-23362.

12. No comas fruta en la noche porque engorda

1. S. P. Sharma, H. J. Chung, H. J. Kim y S. T. Hong, «Paradoxical Effects of Fruit on Obesity», *Nutrients*, vol. 8, n° 10, 2016.
2. Y. C. Chooi, C. Ding y F. Magkos «The epidemiology of obesity», *Metabolism: Clinical and Experimental*, vol. 92, 2018, pp. 6-10.

3. M. da Silva, E. Weiderpass, I. Licaj y C. Rylander, «Factors Associated with High Weight Gain and Obesity Duration: The Norwegian Women and Cancer (NOWAC) Study», *Obes Facts*, vol. 11, n° 5, 2018, pp. 381-392.

4. H. Du, L. Li, D. Bennett *et al.*, «Fresh fruit consumption in relation to incident diabetes and diabetic vascular complications: A 7-y prospective study of 0.5 million Chinese adults», *PLoS Med.*, vol. 14, n° 4, 2017.

5. M. L. Dreher, «Whole Fruits and Fruit Fiber Emerging Health Effects», *Nutrients*, vol. 10, n° 12, 2018.

6. S. J. Guyenet, «Impact of Whole, Fresh Fruit Consumption on Energy Intake and Adiposity: A Systematic Review», *Front Nutr.*, vol. 6, 2019.

7. A. Fardet, C. Richonnet y A. Mazur, «Association between consumption of fruit or processed fruit and chronic diseases and their risk factors: A systematic review of meta-analyses», *Nutr. Rev.*, vol. 77, 2019, pp. 376-387.

8. Conner, Tamlin S. *et al.*, «Let them eat fruit! The effect of fruit and vegetable consumption on psychological well-being in young adults: A randomized controlled trial», *PloS One*, vol. 12, n° 2, 2017.

9. Alkhatib, Ahmad *et al.*, «Functional Foods and Lifestyle Approaches for Diabetes Prevention and Management», *Nutrients*, vol. 9, n° 12, 2017.

13. Come cada tres horas, si no vas a engordar

1. M. da Silva, E. Weiderpass, I. Licaj y C. Rylander, «Factors Associated with High Weight Gain and Obesity Duration: The Norwegian Women and Cancer (NOWAC) Study», *Obes Facts.*, vol. 11, n° 8, 2018, pp. 381-392.

2. P. Jiang y F. W. Turek, «Timing of meals: when is as critical as what and how much», *Am J Physiol Endocrinol Metab.*, vol. 312, n° 5, 2017, pp. 369-380.

3. O. Castaner, A. Goday, Y. M. Park *et al.*, «The Gut Microbiome Profile in Obesity: A Systematic Review», *Int J Endocrinol.*, vol. 2018.

4. R. D. Jr Hills, B. A. Pontefract, H. R. Mishcon, C. A. Black, S. C. Sutton y C. R. Theberge, «Gut Microbiome: Profound Implications for Diet and Disease», *Nutrients*, vol. 11, n° 7, 2019.

5. K. Makki, E. C. Deehan, J. Walter y F. Bäckhed, «The Impact of Dietary Fiber on Gut Microbiota in Host Health and Disease», *Cell Host Microbe*, vol. 23, 2018, pp. 705-715.

6. M. C. W. Myhrstad, H. Tunsjø, C. Charnock y V. H. Telle-Hansen, «Dietary Fiber, Gut Microbiota, and Metabolic Regulation-Current Status in Human Randomized Trials», *Nutrients*, vol. 12, n° 3, 2020.

7. R. M. Leech, A. Worsley, A. Timperio y S. A. McNaughton, «Understanding meal patterns: definitions, methodology and impact on nutrient intake and diet quality», *Nutr Res Rev.*, vol. 28, n° 2, 2015, pp. 1-21.
8. K. Gabel, K. K. Hoddy, N. Haggerty *et al.*, «Effects of 8-hour time restricted feeding on body weight and metabolic disease risk factors in obese adults: A pilot study», *Nutr Healthy Aging*, vol. 4, n° 4, 2018, pp. 345-353.
9. D. Benton y H. A. Young, «Reducing Calorie Intake May Not Help You Lose Body Weight», *Perspect Psychol Sci.*, vol. 12, n° 5, 2017, pp. 703-714.
10. A. Ghachem, D. Prud'homme, R. Rabasa-Lhoret y M. Brochu, «Effects of a 6-month caloric restriction induced-weight loss program in obese postmenopausal women with and without the metabolic syndrome: A MONET study», *Menopause*, vol. 24, 2017, pp. 908-915.
11. R. Schübel, J. Nattenmüller, D. Sookthai *et al.*, «Effects of intermittent and continuous calorie restriction on body weight and metabolism over 50 wk: a randomized controlled trial», *Am J Clin Nutr.*, vol. 106, n° 5, 2018, pp. 933-945.

14. El desayuno es la comida más importante del día

1. L. Zhang, L. S. Cordeiro, J. Liu y Y. Ma, «The Association between Breakfast Skipping and Body Weight, Nutrient Intake, and Metabolic Measures among Participants with Metabolic Syndrome», *Nutrients*, vol. 6, n° 4, 2017.
2. J. Betts *et al.*, «Is breakfast the most important meal of the day?», *Proc. Nutr. Soc.*, vol. 75, 2016, pp. 464-474.
3. J. A. Gwin y H. J. Leidy, «A Review of the Evidence Surrounding the Effects of Breakfast Consumption on Mechanisms of Weight Management», *Adv Nutr.*, vol. 9, n° 6, 2018, pp. 717-725.
4. C. F. Crespo, «Chile: nuevos desafíos sanitarios e institucionales en un país en transición», *Rev Panam Salud Pública*, vol. 42, 2018.
5. Estudios de la OCDE sobre Salud Pública: *Chile. Hacia un futuro más sano. Evaluación y Recomendaciones. Ministerio de Salud Chileno.* Disponible en: <https://www.oecd.org/health/health-systems/Revisión-OCDE-de-Salud-Pública-Chile-Evaluación-y-recomendaciones.pdf.>
6. R. de Cabo y M. P. Mattson, «Effects of intermittent fasting on health, aging, and disease», *N Engl J Med.*, vol. 381, pp. 2541-2551.

15. Comer todo en su justa medida, todo en exceso hace mal

1. M. Chen, J. Li, W. Li, X. Sun y H. Shu, «Dietary refined grain intake could increase the coronary heart disease risk: evidence from a meta-analysis», *Int J Clin Med.*, vol. 10, n° 8, 2017, pp. 12749-12755.

2.   S. M. Vanegas, M. Meydani, J. B. Barnett *et al.*, «Substituting whole grains for refined grains in a 6-wk randomized trial has a modest effect on gut microbiota and immune and inflammatory markers of healthy adults», *Am J Clin Nutr.*, vol. 105, n° 3, 2017, pp. 635-650.

3.   R. C. Masters *et al.*, «Whole and refined grain intakes are related to inflammatory protein concentrations in human plasma», *J Nutr.*, vol. 140, n° 3, 2010, pp. 587-594.

4.   N. Shivappa *et al.*, «A Pro-Inflammatory Diet Is Associated With an Increased Odds of Depression Symptoms Among Iranian Female Adolescents: A Cross-Sectional Study», *Front Psychiatry*, vol. 9, 2018.

5.   H. Zwickey, A. Horgan, D. Hanes *et al.*, «Effect of the Anti-Inflammatory Diet in People with Diabetes and Pre-Diabetes: A Randomized Controlled Feeding Study», *J Restor Med.*, vol. 8, n° 1, 2019.

6.   G. A. Karpouzas, S. R. Ormseth, E. Hernandez y M. J. Budoff, «Impact of cumulative inflammation, cardiac risk factors and medication expo- sure on coronary atherosclerosis progression in rheumatoid arthritis», *Arthritis Rheum.*, vol. 72, n° 3, 2020, pp. 400-408.

7.   A. Cozma-Petruţ, F. Loghin, D. Miere y D. L. Dumitraşcu, «Diet in irritable bowel syndrome: What to recommend, not what to forbid to patients!», *World J Gastroenterol.*, vol. 23, n° 21, 2017, pp. 3771-3783.

8.   Toumpanakis, A. *et al.*, «Effectiveness of plant-based diets in promoting well-being in the management of type 2 diabetes: A systematic review», *BMJ Open Diabetes Research & Care*, 2018.

9.   Turesky, R. J., «Mechanistic Evidence for Red Meat and Processed Meat Intake and Cancer Risk: A Follow-up on the International Agency for Research on Cancer Evaluation of 2015», *Chimia (Aarau)*, vol. 72, n° 10, 2018, pp. 718-724.

16. No comas carbohidratos post 6 pm

1.   P. Mergenthaler, U. Lindauer, G. A. Dienel y A. Meisel, «Sugar for the brain: the role of glucose in physiological and pathological brain function», *Trends Neurosci.*, vol. 36, n° 10, 2013, pp. 587-597.

2.   C. J. Seal y I. A. Brownlee, «Whole-grain foods and chronic disease: Evidence from epidemiological and intervention studies», *Proc. Nutr. Soc.*, vol. 74, 2015, pp. 313-319.

3.   D. Yu, X. O. Shu, H. Li *et al.*, «Dietary carbohydrates, refined grains, glycemic load, and risk of coronary heart disease in Chinese adults», *Am J Epidemiol.*, vol. 178, n° 10, 2013, pp. 1542-1549.

4.   I. Martínez, J. M. Lattimer, K. L. Hubach *et al.*, «Gut microbiome composition is linked to whole grain-induced immunological improvements», *ISME J.*, vol. 7, n° 2, 2013, pp. 269-280.

5. M. J. Müller, C. Geisler, S. B. Heymsfield y A. Bosy-Westphal, «Recent advances in understanding body weight homeostasis in humans», *F1000Res.*, 2018.

6. G. A. Bray, W. E. Heisel, A. Afshin *et al.*, «The Science of Obesity Management: An Endocrine Society Scientific Statement», *Endocr Rev.*, vol. 39, n° 2, 2018, pp. 79-132.

7. D. J. Merlino, E. S. Blomain, A. S. Aing y S. A. «Waldman Gut-Brain Endocrine Axes in Weight Regulation and Obesity Pharmacotherapy», *J Clin Med.*, vol. 3, n° 3, 2014, pp. 763-794.

17. Si tiene sellos es malo

1. Ministerio de Salud, Chile, *Manual de Etiquetado Nutricional de Alimentos*, 2019. Disponible en: <https://www.minsal.cl/wp-content/uploads/2019/07/2019.07.18_MANUAL-DE-ETIQUETADO_ACTUALIZADO-2019.pdf.>

2. G. C. Viola, F. Bianchi, E. Croce y E. Ceretti, «Are Food Labels Effective as a Means of Health Prevention?», *J Public Health Res.*, vol. 5, n° 3, 2016.

3. P. J. Tuso, M. H. Ismail, B. P. Ha y C. Bartolotto, «Nutritional update for physicians: plant based diets». *Perm J.*, vol. 17, n° 2, 2013, pp. 61-66.

18. Es comida casera, así que es wena

1. P. J. Skerrett y W. C. Willett, «Essentials of healthy eating: a guide», *J Midwifery Womens Health*, vol. 55, n° 6, 2010, p. 492-501.

2. A. Locke, J. Schneiderhan y S. M. Zick, «Diets for Health: Goals and Guidelines», *Am Fam Physician.*, vol. 97, 2018, pp. 721-728.

19. La comida de campo es sanita

1. *Canada's 2019 Dietary Guidelines for Health Professionals and Policy Makers*, <https://food-guide.canada.ca/static/assets/pdf/CDG-EN-2018.pdf.>

2. V. Melina, W. Craig y S. Levin, «Position of the Academy of nutrition and Dietetics: vegetarian diets», *J. Acad. Nutr. Diet*, vol. 116, n° 12, 2016, pp. 1970-1980.

3. World Health Organization (WHO), *5 keys to Healthy Diet*. Disponible en: <https://www.who.int/nutrition/topics/5keys_healthydiet/en/>

20. Hay que combinar legumbres y cereales pa la proteína completa

1. E. Trefts, M. Gannon y D. H. Wasserman, «The liver», *Curr Biol.*, vol. 27, n° 21, 2017, pp. R1147–R1151.
2. Wu, G., «Amino acids: metabolism, functions, and nutrition DH», *Amino Acids,* vol. 37, 2009, pp. 1-17.
3. Wagenmakers, A. J. M., «Muscle amino acid metabolism at rest and during exercise: role in human physiology and metabolism», *Exercise and Sports Science Reviews,* vol. 26, 1998, pp. 287-314.
4. Poortmans, J., «Use and usefulness of amino acids and related substances during physical exercise», *Biochemical Aspects of Physical Exercise*, 1986, pp. 285-294.
5. M. J. Rennie y K. D. Tipton, «Protein and amino acid metabolism during and after exercise and the effects of nutrition», *Annu. Rev. Nutr.*, vol. 20, 2000, pp. 457-483.
6. Pitkanen, Hannu T. *et al.*, «Free Amino Acid Pool and Muscle Protein Balance after Resistance Exercise», *Medicine & Science in Sports & Exercise*, vol. 35, n° 5, 2003, pp. 784-792.
7. V. R. Young y P. L. Pellett, «Plant proteins in relation to human protein and amino acid nutrition», *Am J Clin Nutr.*, vol. 59, 1994, pp. 1203S-12S.

21. No debes mezclar carbos con proteínas

1. A. Fardet y E. Rock, «Toward a new philosophy of preventive nutrition: from a reductionist to a holistic paradigm to improve nutritional recommendations», *Adv Nutr.*, vol. 5, n° 4, 2014, pp. 430-446.
2. Tapsell, Linda *et al.*, «Foods, Nutrients, and Dietary Patterns: Interconnections and Implications for Dietary Guidelines», *Advances in Nutrition: An International Review Journal*, vol. 7, n° 3, 2016, pp. 445-454.
3. Boland, M., «Human digestion—A processing perspective». *J. Sci. Food Agric.*, vol. 96, 2016, pp. 2275-2283.
4. P. R. Kiela y F. K. Ghishan, «Physiology of Intestinal Absorption and Secretion», *Best Pract Res Clin Gastroenterol.*, vol. 30, n° 2, 2016, pp. 145-159.
5. A. Fardet y E. Rock, «From a Reductionist to a Holistic Approach in Preventive Nutrition to Define New and More Ethical Paradigms», *Healthcare (Basel)*, vol. 3, n° 4, 2015, pp. 1054-1063.
6. A. Fardet y E. Rock, «Perspective: Reductionist Nutrition Research Has Meaning Only within the Framework of Holistic and Ethical Thinking», *Adv Nutr.*, vol. 9, n° 6, 2018, pp. 655-670.

22. No se te ocurra mezclar las frutas

1. A. Golay, A. F. Allaz, J. Ybarra *et al.*, «Similar weight loss with low-energy food combining or balanced diets», *International Journal of Obesity and Related Metabolic Disorders*, vol. 24, n° 4, 2000, pp. 492-496.
2. Sabnis, M., «Viruddha Ahara: A critical view», *Ayu.*, vol. 33, n° 3, 2012, pp. 332-336.
3. P. R. Kiela y F. K. Ghishan, «Physiology of Intestinal Absorption and Secretion», *Best Pract Res Clin Gastroenterol.*, vol. 30, n° 2, 2016, pp. 145-159.
4. A. Y. Seo, N. Kim y D. H. Oh, «Abdominal bloating: pathophysiology and treatment», *J Neurogastroenterol Motil.*, vol. 19, n° 4, 2013, pp. 433-453.
5. E. Rinninella, P. Raoul, M. Cintoni *et al.*, «What is the Healthy Gut Microbiota Composition? A Changing Ecosystem across Age, Environment, Diet, and Diseases», *Microorganisms*, vol. 7, n° 1, 2019, p. 14.

23. Los batidos son malos, tienen mucha azúcar

1. L. A, Bazzano, T. Y. Li, K. J. Joshipura y F. B. Hu, «Intake of fruit, vegetables, and fruit juices and risk of diabetes in women», *Diabetes Care*, vol. 31, n° 7, 2008, pp. 1311-1317.
2. A. Shefferly, R.J.Scharf y M.D. DeBoer, «Longitudinal evaluation of 100% fruit juice consumption on BMI status in 2-5-year-old children», *Pediatr. Obes.*, vol. 11, 2016, pp. 221-227.
3. Mccartney, D. *et al.*, «Smoothies: Exploring the Attitudes, Beliefs and Behaviours of Consumers and Non-Consumers», *Current Research in Nutrition and Food Science Journal*, 2018.
4. Derbyshire, E., «Where are we with Smoothies? A Review of the Latest Guidelines, Nutritional Gaps and Evidence», *Journal of Nutrition & Food Sciences*, vol. 7, 2017, p. 5.
5. Bates D. y Price. J., «Impact of Fruit Smoothies on Adolescent Fruit Consumption at School», *Health Educ Behav.*, vol. 24, n° 4, 2015, pp. 487-492.
6. D. Mehta, M. H. S. Kumar y L. Sabikhi, «Development of high protein, high fiber smoothie as a grab-and-go breakfast option using response surface methodology», *J Food Sci Technol.*, vol. 54, n° 12, 2017, pp. 3859-3866.
7. J. Zheng, Y. Zhou, S. Li *et al.*, «Effects and Mechanisms of Fruit and Vegetable Juices on Cardiovascular Diseases», *Int J Mol Sci.*, vol. 18, n° 3, 2017, p. 555.
8. S. M. Henning, J. Yang, P. Shao *et al.*, «Health benefit of vegetable/fruit juice-based diet: Role of microbiome», *Sci Rep.*, vol. 7, n° 1, 2017, p. 2167.

9. Saltaouras, Georgios *et al.*, «Glycaemic index, glycaemic load and dietary fibre characteristics of two commercially available fruit smoothies», *International Journal of Food Sciences and Nutrition*, vol. 7, n° 1, 2019, pp. 116-123.

10. P. J. Rogers y R. A. Shahrokni, «Comparison of the Satiety Effects of a Fruit Smoothie, Its Fresh Fruit Equivalent and Other Drinks», *Nutrients*, vol. 10, n° 4, 2018, p. 431.

11. M. O.Weickert y A. F. H. Pfeiffer, «Impact of dietary fiber consumption on insulin resistance and the prevention of type 2 diabetes», *J. Nutr.*, vol. 148, 2018, pp. 7-12.

12. A. Van Hulst, G. Paradis, S. Harnois-Leblanc, A. Benedetti, V. Drapeau y M. Henderson, «Lowering Saturated Fat and Increasing Vegetable and Fruit Intake May Increase Insulin Sensitivity 2 Years Later in Children with a Family History of Obesity», *J Nutr.*, vol. 148, n° 11, 2018, pp. 1838-1844.

24. No necesito suplementos, la comida me da todo

1. R. Nair y A. Maseeh, «Vitamin D: The "sunshine" vitamin», *J Pharmacol Pharmacother.*, vol. 3, n° 2, 2012, pp. 118-126.

2. H. Fang, J. Kang y D. Zhang, «Microbial production of vitamin B_{12}: a review and future perspectives», *Microb Cell Fact.*, vol. 16, n° 1, 2017, p. 15.

3. K. Peuhkuri, H. Vapaatalo y R. Korpela, «Even low-grade inflammation impacts on small intestinal function», *World J Gastroenterol.*, vol. 16, n° 9, 2010, pp. 1057-1062.

4. K. Jimenez, S. Kulnigg-Dabsch y C. Gasche, «Management of Iron Deficiency Anemia», *Gastroenterol Hepatol (N. Y.)*, vol. 11, n° 4, 2015, pp. 241-250.

5. N. Hwalla, A. S. Al Dhaheri, H. Radwan *et al.*, «The Prevalence of Micronutrient Deficiencies and Inadequacies in the Middle East and Approaches to Interventions», *Nutrients*, vol. 9, n° 3, 2017, p. 229.

25. Agüita con limón en la mañana pa alcalinizar la sangre

1. W. Aoi y Y. Marunaka, «Importance of pH homeostasis in metabolic health and diseases: crucial role of membrane proton transport», *Biomed Res Int.*, 2014.

2. L. Frassetto, T. Banerjee, N. Powe y A. Sebastian, «Acid Balance, Dietary Acid Load, and Bone Effects-A Controversial Subject», *Nutrients*, vol. 10, n° 4, 2018, p. 517.

3.   D. E. Beasley, A. M. Koltz, J. E. Lambert, N. Fierer y R. R. Dunn, «The Evolution of Stomach Acidity and Its Relevance to the Human Microbiome», *PLoS One*, vol. 10, n° 7, 2015.

4.   R. H. Hunt, M. Camilleri, S. E. Crowe *et al.*, «The stomach in health and disease», *Gut*, vol. 64, n° 10, 2015, pp. 1650-1668.

26. Hacer detox y dieta alcalina pa curar el cáncer

1.   W. Aoi y Y. Marunaka, «Importance of pH homeostasis in metabolic health and diseases: crucial role of membrane proton transport», *Biomed Res Int.*, 2014.

2.   G. Ramadori, F. Moriconi, I. Malik y J. Dudas, «Physiology and pathophysiology of liver inflammation, damage and repair», *J Physiol Pharmacol.*, 2008.

3.   Schwalfenberg, G. K., «The alkaline diet: is there evidence that an alkaline pH diet benefits health?», *J Environ Public Health*, 2012.

4.   P. J. Tuso, M. H. Ismail, B. P. Ha y C. Bartolotto, «Nutritional update for physicians: plant-based diets», *Perm J.*, vol. 17, n° 2, 2013, pp. 61-66.

5.   T. R. Fenton y T. Huang, «Systematic review of the association between dietary acid load, alkaline water and cancer», *BMJ Open*, vol. 6, n° 6, 2016.

6.   Y. S. Guan, Q. He, «Plants Consumption and Liver Health», *Evid Based Complement Alternat Med.*, 2015.

27. Tomar agua alcalina pa prevenir enfermedades

1.   D. Liska, E. Mah, T. Brisbois, P. L. Barrios, L. B. Baker y L. L. Spriet, «Narrative Review of Hydration and Selected Health Outcomes in the General Population», *Nutrients*, vol. 11, n° 1, 2019, p. 70.

2.   Thompson, T., *et al.*, «Chemical safety of drinking water: assessing priorities for risk management», *World Health Organization*, 2007. Disponible en: <https://apps.who.int/iris/bitstream/handle/10665/43285/9789241546768_eng.pdf;jsessionid=A79E78883C46B435402DBF3927867E73?sequence=1>

3.   K.W. Brown, B. Gessesse, L. J. Butler y D. L. MacIntosh, «Potential Effectiveness of Point-of-Use Filtration to Address Risks to Drinking Water in the United States», *Environ Health Insights*, vol. 11, 2017.

4.   B. Eftekhar, M. Skini, M. Shamohammadi, J. Ghaffaripour y F. Nilchian, «The Effectiveness of Home Water Purification Systems on the Amount of Fluoride in Drinking Water», *J Dent.* (Shiraz), vol. 16, supl. 3, 2015, pp. 278-281.

5. G. L. Napier y C. M. Kodner, «Health risks and benefits of bottled water», *Prim Care*, vol. 35, n° 4, 2008, pp. 789-802.

6. S. A. Mason, V. G. Welch y J. Neratko, «Synthetic Polymer Contamination in Bottled Water», *Front Chem.*, vol. 6, 2018, p. 407.

7. H. H. Le, E. M. Carlson, J. P. Chua y S. M. Belcher, «Bisphenol A is released from polycarbonate drinking bottles and mimics the neurotoxic actions of estrogen in developing cerebellar neurons», *Toxicol Lett.*, vol. 176, n° 2, 2008, pp. 149-156.

8. J. E. Cooper, E. L. Kendig y S. M. Belcher, «Assessment of bisphenol A released from reusable plastic, aluminium and stainless steel water bottles», *Chemosphere*, vol. 85, n° 6, 2011, pp. 943-947.

9. Vogel, S. A., «The politics of plastics: the making and unmaking of bisphenol a "safety"», *Am J Public Health*, vol. 99, supl. 3, 2009, pp. S559–S566.

28. Congelar la comida hace que se pierdan sus nutrientes

1. A. Bouzari, D. Holstege y D. M. Barrett, «Vitamin retention in eight fruits and vegetables: A comparison of refrigerated and frozen storage», *Journal of Agricultural and Food Chemistry*, vol. 63, n° 3, 2015, pp. 957-962.

2. Peñas, E. *et al.*, «Impact of storage under ambient conditions on the vitamin content of dehydrated vegetables», *Sage Journals*, vol. 19, n° 2, 2013, pp. 133-141.

3. A. Bouzari, D. Holstege y D. M. Barrett, «Mineral, fiber, and total phenolic retention in eight fruits and vegetables: a comparison of refrigerated and frozen storage», *J Agric Food Chem.*, vol. 63, n° 3, 2015, pp. 951-956.

4. Gomaa, N. F. *et al.*, «Assessment of safety of frozen foods», *J Egypt Public Health Assoc.*, vol. 77, n° 6-6, 2002, pp. 499-515.

5. Zhan, X. *et al.*, «Effects of pretreatments on quality attributes of long-term deep frozen storage of vegetables: a review», *Crit Rev Food Sci Nutr.*, vol. 59, n° 5, 2019, pp. 743-757.

29. Ayunar te dará cálculos a la vesícula

1. A. Di Ciaula y P. Portincasa, «Recent advances in understanding and managing cholesterol gallstones», *F1000Res*, vol. 7, 2018.

2. «Gallstones Overview», *Mayo Clinic*. Disponible en: <https://www.mayoclinic.org/diseases-conditions/gallstones/symptoms-causes/syc-20354214>

3. L. Bolondi, S. Gaiani, S. Testa y G. Labò, «Gall bladder sludge formation during prolonged fasting after gastrointestinal tract surgery», *Gut*, vol. 26, n° 7, 1985, pp. 734-738.

4. A. Di Ciaula, G. Garruti, G. Fruhbeck, M. De Angelis, O, De Bari, W. D. Q-H, F. Lammert y P. Portincasa, «The role of diet in the pathogenesis of cholesterol gallstones», *Curr Med Chem.*, 2017.

30. No vayas a entrenar en ayunas

1. T.P. Aird, R.W. Davies y B.P. Carson, «Effects of fasted vs fed-state exercise on performance and post-exercise metabolism: A systematic review and meta-analysis», *Scand. J. Med. Sci. Sports*, vol. 28, 2018, pp. 1476-1493.
2. D.E.R. Warburton y S.S.D. Bredin, «Health benefits of physical activity: A systematic review of current systematic reviews», *Current Opinion in Cardiology*, vol. 32, n° 5, 2017, pp. 541-556.
3. D. Hansen, D. De Strijcker y P. Calders, «Impact of endurance exercise training in the fasted state on muscle biochemistry and metabolism in healthy subjects: can these effects be of particular clinical benefit to type 2 diabetes mellitus and insulin-resistant patients?», *Sports Medicine*, vol. 47, n° 3, 2017, pp. 415-428.

31. Siempre debes comer orgánico

1. *Organic Foods Production Act Of 1990. As Amended Through Public Law 109-97*, Nov 10, 2005. Disponible en: <https://www.ams.usda.gov/sites/default/files/media/Organic%20Foods%20Production%20Act%20of%201990%20(OFPA).pdf>
2. B. Martínez-Alcántara, M. R. Martínez-Cuenca, A. Bermejo, F. Legaz y A. Quiñones, «Liquid Organic Fertilizers for Sustainable Agriculture: Nutrient Uptake of Organic versus Mineral Fertilizers in Citrus Trees», *PLoS One*, vol. 11, n° 10, 2016.
3. E. Baldi y M. Toselli, «Root growth and survivorship in cow manure and compost amended soils», *Plan Soil Environ.*, vol. 59, 2013, pp. 221-226.
4. L. Kiaune y N. Singhasemanon, «Pesticidal copper (I) oxide: environmental fate and aquatic toxicity», *In Reviews of Environmental Contamination and Toxicology*, vol. 213, 2011, pp. 1-26.
5. C. A. Bahlai, Y. Xue, C. M. McCreary, A. W. Schaafsma y R. H. Hallett, «Choosing organic pesticides over synthetic pesticides may not effectively mitigate environmental risk in soybeans», *PLoS One*, vol. 5, n° 6, 2010.
6. A. A. Avery, «Organic pesticide use: What we know and don't know about use, toxicity, and environmental impacts», *American Chemical Society*, 2006, pp. 58-77.

7.   A. R. Kniss, S. D. Savage y R. Jabbour, «Commercial Crop Yields Reveal Strengths and Weaknesses for Organic Agriculture in the United States», *PLoS ONE*, vol. 11, n° 8, 2016.

8.   «2012 Census of Agriculture», *U.S. Department of Agriculture's National Agricultural Statistics Service (NASS)*. Disponible en: <https://www.nass. usda.gov/Publications/AgCensus/2012/Full_Report/Volume_1,_Chapter_1_US/usv1.pdf>

9.   «Certified Organic Survey 2016 Summar», *USDA*. Disponible en: <https://downloads.usda.library.cornell.edu/usda-esmis/files/zg64tk-92g/70795b52w/4m90dz33q/OrganicProduction-09-20-2017_correction.pdf>

10. Rodale Institute, *Regenerative Organic Agriculture and Climate Change. A Down-to-Earth Solution to Global Warming*. Disponible en: <https://rodaleinstitute.org/wp-content/uploads/rodale-white-paper.pdf>

11. J. Leifeld y J. Fuhrer, «Organic Farming and Soil Carbon Sequestration: What Do We Really Know About the Benefits?», *AMBIO*, vol. 39, 2010, pp. 585-599. Disponible en: <https://doi.org/10.1007/s13280-010-0082-8>

12. Venkat, Kumar, «Comparison of Twelve Organic and Conventional Farming Systems: A Life Cycle Greenhouse Gas Emissions Perspective», *Journal of Sustainable Agriculture*, vol. 36, n° 6, 2012, pp. 620-649.

13. J.A McGee, «Does certified organic farming reduce greenhouse gas emissions from agricultural production?», *Agric Hum Values*, vol. 32, 2015, pp. 255-263.

14. S. Jha, C. M. Bacon, S. M. Philpott, V. E. Méndez, P. Läderach y R. A. «Rice, Shade Coffee: Update on a Disappearing Refuge for Biodiversity», *BioScience*, vol. 64, n° 5, 2014, pp. 416-428.

15. F. Akhtar *et al.*, Incorporating permaculture and strategic management for sustainable ecological resource management», *Journal of Environmental Management*, vol. 179, 2016, pp. 31-37.

16. T. R. Grasswitz, «Integrated Pest Management (IPM) for Small-Scale Farms in Developed Economies: Challenges and Opportunities», *Insects*, vol. 10, n° 6, 2019, p. 179.

17. A. B. Sharma, «An introduction to biodynamic approach in agriculture», *Asian J. Home Sci.*, vol. 7, 2012, pp. 616-621.

18. Smith-Spangler C. *et al.*, «Are organic foods safer or healthier than conventional alternatives? A systematic review», *Annals of Internal Medicine*, vol. 157, n° 5, 2012, pp. 348-366.

19. E. Kesse-Guyot, S. Péneau, C. Méjean *et al.*, «Profiles of organic food consumers in a large sample of French adults: results from the Nutrinet-Santé cohort study», *PLoS One*, vol. 8, n° 10, 2013.

20. M. Barański, D. Srednicka-Tober, N. Volakakis *et al.*, «Higher antioxidant and lower cadmium concentrations and lower incidence of pesticide residues in organically grown crops: a systematic literature review and meta-analyses», *Br J Nutr.*, vol. 112, n° 5, 2014, pp. 794-811.

21. S. Mostafalou y M. Abdollahi, «Pesticides and human chronic diseases: evidences, mechanisms, and perspectives», *Toxicol Appl Pharmacol.*, vol. 258, n° 2, 2013, pp. 157-177.

22. G. Van Maele-Fabry, A. C. Lantin, P. Hoet y D. Lison, «Residential exposure to pesticides and childhood leukaemia: a systematic review and meta-analysis», *Environ Int.*, vol. 37, n° 1, 2011, pp. 280-291.

23. E. V. Bräuner, M. Sørensen, E. Gaudreau, A. LeBlanc, K. T. Eriksen, A. Tjønneland, K. Overvad y O. Raaschou-Nielsen, «A prospective study of organochlorines in adipose tissue and risk of non Hodgkin lymphoma», *Environ Health Perspect.*, vol 120, n° 1, 2012, pp. 105-111.

24. J. Jurewicz, K. Polanska y W. Hanke, «Chemical exposure early in life and the neurodevelopment of children—an overview of current epidemiological evidence», *Ann Agric Environ Med.*, vol. 20, n° 3, 2013, pp. 465-486.

25. F. Giannandrea, L. Gandini, D. Paoli, R, Turci y I. Figà-Talamanca, «Pesticide exposure and serum organochlorine residuals among testicular cancer patients and healthy controls», *J Environ Sci Health B.*, vol. 46, n° 8, 2011, pp. 780-787.

26. M. F. Bouchard, D. C. Bellinger, R. O. Wright y M. G. Weisskopf, «Attention-deficit/hyperactivity disorder and urinary metabolites of organophosphate pesticides», *Pediatrics*, vol. 125, n° 6, 2010.

27. C. Lu, D. B. Barr, M. A. Pearson y L. A. Waller, «Dietary intake and its contribution to longitudinal organophosphorus pesticide exposure in urban/suburban children», *Environ Health Perspect.*, vol. 116, n° 4, 2008, pp. 537-542.

28. R. W. Grady, «Are organic choices really better?», *J Urol.*, vol. 189, n° 3, 2013, pp. 798-799.

29. F. Magkos, F. Arvaniti y A. Zampelas, «Organic food: buying more safety or just peace of mind? A critical review of the literature», *Crit Rev Food Sci Nutr.*, vol, 46, n° 11, 2006, pp. 23-56.

30. R. Reiss, J. Johnston, K. Tucker, J. M. DeSesso y C. L. Keen, «Estimation of cancer risks and benefits associated with a potential increased consumption of fruits and vegetables», *Food Chem Toxicol.*, vol. 50, n° 12, 2012, pp. 4421-4427.

32. Los transgénicos son terribles

1. M. Kamle, P. Kumar, J. K. Patra y V. K. Bajpai, «Current perspectives on genetically modified crops and detection methods», *3 Biotech*, vol. 7, n° 3, 2017, p. 219.

2. A. Maxmen, «Politics holds back animal engineers. Funds and approvals lag for transgenic livestock in US», *Nature*, vol. 490, 2012, pp. 318-319.

3. Xue, B. *et al.*, «Milk production and energy efficiency of Holstein and Jersey-Holstein crossbred dairy cows offered diets containing grass silage», *Journal of Dairy Science*, vol. 94, n° 3, pp. 1455-1464.

4. A. S. Bawa y K. R. Anilakumar, «Genetically modified foods: safety, risks and public concerns-a review», *J Food Sci Technol.*, vol. 50, n° 6, 2013, pp. 1035-1046.

5. W. Klümper y M. Qaim, «A Meta-Analysis of the Impacts of Genetically Modified Crops», *PLoS ONE*, vol. 9, n° 11, 2014.

6. G. Tang, J. Qin, G. G. Dolnikowski, R. M. Russell y M. A. Grusak, «Golden Rice is an effective source of vitamin A», *The American Journal of Clinical Nutrition*, vol. 89, n° 6, 2009, pp. 1776-1783.

7. «Lab-Grown Cheese Made by 'Milking' Genetically Modified Yeast Cells», *Singularity Hub*. 2014. Disponible en: <https://singularityhub.com/2014/07/21/biohackers-make-lab-grown-vegan-cheese-by-milking-genetically-modified-yeast-cells/>

8. Kauffmann, F. *et al.*, «Clinical trials with GMO-containing vaccines in Europe: Status and regulatory framework», *Vaccine*, vol. 37, n° 42, 2019, pp. 6144-6153.

9. N. A. Baeshen, M. N. Baeshen, A. Sheikh *et al.*, «Cell factories for insulin production», *Microb Cell Fact.*, vol. 13, 2014, p. 141.

10. A. Nicolia, A. Manzo, F. Veronesi y D. Rosellini, «An overview of the last 10 years of genetically engineered crop safety research», *Critical Reviews in Biotechnology*, vol. 34, n°1, 2014, pp. 77-88.

11. Dunn, S. Eliza *et al.*, «The allergenicity of genetically modified foods from genetically engineered crops. Annals of Allergy, *Asthma & Immunology*, vol. 119, n° 3, 2017, pp. 214-222.

12. L. P. Walsh, C. McCormick, C. Martin y D. M. Stocco, «Roundup inhibits steroidogenesis by disrupting steroidogenic acute regulatory (StAR) protein expression», *Environ Health Perspect.*, vol. 108, n° 8, 2000, pp. 769-776.

13. V. L. de Liz Oliveira Cavalli, D. Cattani, C. E. Heinz Rieg, P. Pierozan, L. Zanatta, E. Benedetti Parisotto, D. Wilhelm Filho, F. R. Mena Barreto Silva, R. Pessoa-Pureur y Z. Zamoner, «Roundup disrupts male reproductive functions by triggering calcium-mediated cell death in rat testis and Sertoli cells», *Free Radic Biol Med.*, vol. 65, 2013, pp. 335-346.

14. R. M. Romano, M. A. Romano, M. M. Bernardi, P. V. Furtado y C. A. Oliveira, «Prepubertal exposure to commercial formulation of the herbicide glyphosate alters testosterone levels and testicular morphology», *Arch Toxicol.*, vol. 84, n° 4, 2010, pp. 309-317.
15. S. Richard, S. Moslemi, H. Sipahular, N. Benachour y G. E. Seralini, «Differential effects of glyphosate and roundup on human placental cells and aromatase», *Environ Health Perspect.*, vol. 113, n° 6, 2005, pp. 716-720.
16. R. Kolar y B. Rusche, «An animal welfare perspective on animal testing of GMO crops», *ALTEX*, vol. 25, n° 2, 2008, pp. 127-130.

Parte 3
MITOS VEGGIES

33. Es imposible comer vegano

1. Toumpanakis, A. *et al.*, «Effectiveness of plant-based diets in promoting well-being in the management of type 2 diabetes: A systematic review», *BMJ Open Diabetes Research & Care*, 2018.
2. P.J. Tuso, M.H. Ismail, B. P. Ha y C. Bartolotto, «Nutritional update for physicians: plant-based diets», *Perm J.*, vol. 17, n° 2, 2013, pp. 61-66.
3. E. Medawar, S. Huhn, A. Villringer y A. Veronica Witte. «The effects of plant-based diets on the body and the brain: a systematic review», *Transl Psychiatry*, vol. 9, n° 1, 2019, p. 226.
4. H. Sakkas, P. Bozidis, C. Touzios *et al.*, «Nutritional Status and the Influence of the Vegan Diet on the Gut Microbiota and Human Health», *Medicina (Kaunas)*, vol. 56, n° 2, 2020, p. 88.
5. P.N. Appleby y T.J. Key, «The long-term health of vegetarians and vegans», *Proc. Nutr. Soc.*, vol. 75, 2016, pp. 287-293.
6. L.T. Le y J. Sabaté, «Beyond Meatless, the Health Effects of Vegan Diets: Findings from the Adventist Cohorts», *Nutrients*, vol.6, 2014, pp. 2131-2147.
7. M. Dinu, R. Abbate, G.F. Gensini, A. Casini y F. Sofi, «Vegetarian, vegan diets and multiple health outcomes: A systematic review with meta-analysis of observational studies», *Crit. Rev. Food Sci. Nutr.*, vol. 57, 2017, pp. 3640-3649.

34. El médico y nutri siempre sabrán de alimentación vegana

1. M. Dinu, R. Abbate, G.F. Gensini, A. Casini y F. Sofi, «Vegetarian, vegan diets and multiple health outcomes: A systematic review with meta-analysis of observational studies», *Crit. Rev. Food Sci. Nutr.*, vol. 57, 2017, pp. 3640-3649.

2. L.T. Le y J. Sabaté, «Beyond Meatless, the Health Effects of Vegan Diets: Findings from the Adventist Cohorts», *Nutrients*, vol. 6, 2014, pp. 2131-2147.

36. La nutrición vegana siempre es sana

1. P. Clarys, T. Deliens, I. Huybrechts *et al.*, «Comparison of nutritional quality of the vegan, vegetarian, semi-vegetarian, pesco-vegetarian and omnivorous diet», *Nutrients*, vol. 6, n° 3, 2014, pp. 1318-1332.
2. P.J. Tuso, M.H. Ismail, B.P. Ha y C. Bartolotto, «Nutritional update for physicians: plant-based diets», *Perm J.*, vol. 17, n° 2, 2013, pp. 61-66.
3. M. Dinu, R. Abbate, G.F. Gensini, A. Casini y F. Sofi, «Vegetarian, vegan diets and multiple health outcomes: A systematic review with meta-analysis of observational studies», *Crit. Rev. Food Sci. Nutr.*, vol. 57, 2017, pp. 3640-3649.

37. Comer vegano es aburrido y muy caro

1. R.L. Gabrys, N. Tabri, H. Anisman y K. Matheson, «Cognitive Control and Flexibility in the Context of Stress and Depressive Symptoms: The Cognitive Control and Flexibility Questionnaire», *Front Psychol.*, vol. 9, 2018, p. 2219.
2. D.R. Dajani y L.Q. Uddin, «Demystifying cognitive flexibility: Implications for clinical and developmental neuroscience», *Trends Neurosci.*, vol. 38, n° 9, 2015, pp. 571-578.
3. J. Lusk y B. Norwood, «Some vegetarians spend less money on food, others don't», *Ecological Economics*, vol. 130, 2016, pp. 232-242.
4. J.L. Dieleman, R. Baral, M. Birger *et al.*, «US Spending on Personal Health Care and Public Health, 1996-2013», *JAMA*, vol. 316, n° 24, 2016, pp. 2627-2646.
5. S. K. Clinton, E. L. Giovannucci y S. D. Hursting, «The World Cancer Research Fund/American Institute for Cancer Research Third Expert Report on Diet, Nutrition, Physical Activity, and Cancer: Impact and Future Directions», *J Nutr.*, 2019.

38. Si eres vegana engordarás, mucho carbo

1. M. da Silva, E. Weiderpass, I. Licaj y C. Rylander, «Factors Associated with High Weight Gain and Obesity Duration: The Norwegian Women and Cancer (NOWAC) Study», *Obes Facts*, vol. 11, n° 5, 2018, pp. 381-392.

39. Te faltarán proteínas si no comes carnes

1. G. Wu, «Amino acids: metabolism, functions, and nutrition», *Amino Acids*, vol. 37, 2009, pp. 1-17.
2. R. T. Ahnen, S. S. Jonnalagadda y J. L. Slavin, «Role of plant protein in nutrition, wellness, and health», *Nutrition Reviews*, vol. 77, n° 11, 2019, pp. 735-747.
3. E. Trefts, M. Gannon y D.H. Wasserman, «The liver», *Curr Biol.*, vol. 27, n° 21, 2017, pp. R1147–R1151.
4. I. Berrazaga, V. Micard, M. Gueugneau y S. Walrand, «The Role of the Anabolic Properties of Plant- versus Animal-Based Protein Sources in Supporting Muscle Mass Maintenance: A Critical Revie», *Nutrients*, vol. 11, n° 8, 2019, p. 1825.
5. V.R. Young y P.L. Pellett, «Plant proteins in relation to human protein and amino acid nutrition», *Am J Clin Nutr.*, vol. 59, 1994, p. 1203S-1212S.
6. N. S. Rizzo, K. Jaceldo-Siegl, J. Sabate y G. E. Fraser, «Nutrient profiles of vegetarian and nonvegetarian dietary patterns», *J Acad Nutr Diet.*, vol.113, n° 12, 2013, pp. 1610-1619.
7. S. K. Clinton, E. L. Giovannucci y S. D. Hursting, «The World Cancer Research Fund/American Institute for Cancer Research Third Expert Report on Diet, Nutrition, Physical Activity, and Cancer: Impact and Future Directions», *J Nutr.*, 2019.

40. Te dará anemia si no comes carnes

1. B. Wu, Y. Wu y W. Tang, «Heme Catabolic Pathway in Inflammation and Immune Disorders» *Front Pharmacol.*, vol. 10, 2019, p. 825.
2. X. Fang *et al.*, «Dietary intake of heme iron and risk of cardiovascular disease: a dose-response meta-analysis of prospective cohort studies» *Nutr Metab Cardiovasc Dis.*, vol. 25, n° 1, 2015, pp. 24-35.
3. P.J. Tuso, M.H. Ismail, B.P. Ha y C. Bartolotto, «Nutritional update for physicians: plant-based diets», *Perm J.*, vol. 17, n° 2, 2013, pp. 61-66.
4. I. Kibangou, S. Bouhallab, G. Henry *et al.*, «Milk Proteins and Iron Absorption: Contrasting Effects of Different Caseinophosphopeptides», *Pediatr Res.*, vol. 58, 2005, pp. 731-734.
5. J. D. Cook, S. A. Dassenko y P. Whittaker, «Calcium supplementation: effect on iron absorption», *The American Journal of Clinical Nutrition*, vol. 53, n° 1, 1991, pp. 106-111.
6. I. M. Zijp, O. Korver, L. B. Tijburg, «Effect of tea and other dietary factors on iron absorption», *Crit Rev Food Sci Nutr.*, vol 40, n° 5, 2000, pp. 371-398.

7.   E. S. Sung, C. K. Choi, N. R. Kim, S. A. Kim y M. H. Shin, «Association of Coffee and Tea with Ferritin: Data from the Korean National Health and Nutrition Examination Survey (IV and V)», *Chonnam Med J.*, vol. 54, n° 3, 2018, pp. 178-183.

8.   N.M. Delimont, M.D. Haub y B.L. Lindshield, «The Impact of Tannin Consumption on Iron Bioavailability and Status: A Narrative Review», *Curr Dev Nutr.*, vol. 1, n° 2, 2017, pp. 1-12.

9.   D.D. Harrison-Findik, «Role of alcohol in the regulation of iron metabolism», *World J Gastroenterol.*, vol. 13, n° 37, 2007, pp. 4925-4930.

10.   E. Sarzynski, C. Puttarajappa, Y. Xie, M. Grover y H. Laird-Fick, «Association between proton pump inhibitor use and anemia: a retrospective cohort study», *Dig Dis Sci.*, vol. 56, n° 8, 2011, pp. 2349-2353.

11.   A.M. Prentice, Y.A. Mendoza, D. Pereira *et al.*, «Dietary strategies for improving iron status: balancing safety and efficacy», *Nutr Rev.*, vol. 75, n° 1, 2017, pp. 49-60.

12.   D.F. Wallace, «The Regulation of Iron Absorption and Homeostasis», *Clin Biochem Rev.*, vol. 37, n° 2, 2016, pp. 51-62.

41. Te faltará calcio si no tomas lácteos

1.   W. Willett y D. Ludwig, «Milk and Health», *N Engl J Med.*, vol. 382, 2020, pp. 644-654.

2.   M. Ding, J. Li, L. Qi, C. Ellervik, X. Zhang, E. Manson *et al.*, «Associations of dairy intake with risk of mortality in women and men: three prospective cohort studies», *BMJ*, vol. 367, 2019.

3.   K. Michaëlsson, A. Wolk, S. Langenskiöld, S. Basu, L. E. Warensjö, H. Melhus *et al.*, «Milk intake and risk of mortality and fractures in women and men: cohort studies», *BMJ*, 2014.

4.   W. Chai y M. Liebman, «Effect of Different Cooking Methods on Vegetable Oxalate Content», *Journal of Agricultural and Food Chemistry*, vol. 53, n° 8, 2005, pp. 3027-3030.

5.   A.R. Hong y S.W. Kim, «Effects of Resistance Exercise on Bone Health», *Endocrinol Metab.* (Seoul), vol. 33, n° 4, 2018, pp. 435-444.

6.   A.A. Shanby E.F. Youssef, «The impact of adding weight-bearing exercise versus nonweight bearing programs to the medical treatment of elderly patients with osteoporosis», *J Family Community Med.*, vol. 21, n° 3, 2014, pp. 176-181.

7.   L.B. McMillan, A. Zengin, P. R Ebeling y D. Scott, «Prescribing Physical Activity for the Prevention and Treatment of Osteoporosis in Older Adults», *Healthcare* (Basel), vol. 5, n° 4, 2017, p. 85.

8. A. Avenell, J.C.S. Mak y D. O'Connell, «Vitamin D and vitamin D analogues for preventing fractures in post-menopausal women and older men», *Cochrane Database of Systematic Reviews*, n° 4, 2014.

42. La vitamina B12 solo viene en la carne

1. A. Belghith, S.Mahjoub y N. Ben Romdhane, «Causes of vitamin B12 deficiency», *Tunis. Med.*, vol. 93, 2015, pp. 678-682.
2. S. Loikas, P. Koskinen, K. Irjala, M. Löppönen, R. Isoaho, S.L. Kivelä y T.T. Pelliniemi, «Vitamin B12 deficiency in the aged: a population-based study», *Age Ageing*, vol. 36, n° 2, 2007, pp. 177-183.
3. E.H. Haddad, K. Jaceldo-Siegl, K. Oda, G,E. Fraser, «Associations of Circulating Methylmalonic Acid and Vitamin B-12 Biomarkers Are Modified by Vegan Dietary Pattern in Adult and Elderly Participants of the Adventist Health Study 2 Calibration Study», *Curr Dev Nutr.*, vol. 4, n° 2, 2020.
4. H. Fang, J. Kang y D. Zhang, «Microbial production of vitamin B$_{12}$: a review and future perspectives D», *Microb Cell Fact*, vol. 16, n° 1, 2017, p. 15.
5. R.A. Giannella, S.A. Broitman y N. Zamcheck, «Vitamin B12 uptake by intestinal microorganisms: mechanism and relevance to syndromes of intestinal bacterial overgrowth», *J Clin Invest.*, vol. 50, n° 5, 1971, pp. 1100-1107.
6. M.J. Shipton y J. Thachil, «Vitamin B12 deficiency - A 21st century perspective», *Clin Med* (Lond)., vol. 15, n° 2, 2015, pp. 145-150.
7. B.H.R. Wolffenbuttel, H.J.C.M. Wouters, M.R. Heiner-Fokkema y M. M. van der Klauw, «The Many Faces of Cobalamin (Vitamin B$_{12}$) Deficiency», *Mayo Clin Proc Innov Qual Outcomes*, vol. 3, n° 2, 2019, pp. 200-214.
8. R. Obeid, S.G. Heil, M.M.A. Verhoeven, E.G.H.M. van den Heuvel, L.C.P.G.M. de Groot, S.J.P.M. Eussen, «Vitamin B12 Intake From Animal Foods, Biomarkers, and Health Aspects», *Front Nutr.*, vol. 6, 2019, p. 93.
9. J.H. Martens, H. Barg, M.J. Warren, D. Jahn, «Microbial production of vitamin B12», *Appl Microbiol Biotechnol.*, vol. 58, n° 3, 2002, pp. 275-285.
10. C.L.Girard y J.J. Matte, «Effects of intramuscular injections of vitamin B12 on lactation performance of dairy cows fed dietary supplements of folic acid and rumen-protected methionine», *J. Dairy Sci.*, vol. 88, 2005, pp. 671-676.
11. M. Duplessis, H. Lapierre, D. Pellerin, J.P. Laforest y C.L. Girard, «Effects of intramuscular injections of folic acid, vitamin B12, or both, on

lactational performance and energy status of multiparous dairy cows», *J. Dairy Sci.*, vol. 100, 2017, pp. 4051-4064.

12. G. Rizzo, A.S. Laganà, A.M. Rapisarda *et al.*, «Vitamin B12 among Vegetarians: Status, Assessment and Supplementation», *Nutrients*, vol. 8, n° 12, 2016, p. 767.

13. Morrison, Oliver, «Duckweed grower hails 'potentially game changing' B12 discovery», 2020. Disponible en: <https://www.foodnavigator.com/Article/2020/01/17/Duckweed-grower-hails-potentially-game-changing-B12-discovery>

14. «Parabel Announces Natural Plant Source of Vitamin B12 in Water Lentils and LENTEIN®», Plant Protein, 2019. Disponible en: <https://www.prnewswire.com/news-releases/parabel-announces-natural-plant-source-of-vitamin-b12-in-water-lentils-and-lentein-plant-protein-300960037.html>

15. M.L. Wells, P. Potin, J.S. Craigie *et al.*, «Algae as nutritional and functional food sources: revisiting our understanding», *J Appl Phycol.*, vol. 29, n° 2, 2017, pp. 949-982.

16. F. O'Leary y S. Samman, «Vitamin B12 in health and disease», *Nutrients*, vol.2, n°3, 2010, pp. 299-316.

17. F. Watanabe, S. Takenak, H. Kittaka-Katsura, S. Ebara y E. Miyamoto, «Characterization and bioavailability of vitamin B12-compounds from edible algae», *J. Nutr. Sci. Vitam.*, vol. 48, 2002, pp. 325-331.

18. «Vitamina B12 Overview», *Mayo Clinic*. Disponible en: <https://www.mayoclinic.org/drugs-supplements-vitamin-b12/art-20363663>

19. A.L. Elorinne, G. Alfthan, I. Erlund *et al.*, «Food and Nutrient Intake and Nutritional Status of Finnish Vegans and Non-Vegetarians», *PLoS One*, vol. 11, n° 3, 2016.

43. Tendrás déficit de vitamina D si eres vegano

1. C. Palacios y L. Gonzalez, «Is vitamin D deficiency a major global public health problem?», *J Steroid Biochem Mol Biol.*, vol. 144, 2014, pp. 138-145.

2. «Encuesta Nacional de Salud 106-2017», *Minsal*. Disponible en: <http://epi.minsal.cl/wp-content/uploads/2018/03/Resultados-Vitamina-D.pdf.>

3. D. Schweitzer, P.P. Amenábar, E. Botello, M. López, Y. Saavedra, y I. Klaber, «Prevalencia de insuficiencia y deficiencia de vitamina D en adultos mayores con fractura de cadera en Chile», *Revista médica de Chile*, vol. 144, n° 2, 2016, pp. 175-180.

4.   C.L. Taylor, C.T. Sempos, C.D. Davis y P.M. Brannon, «Vitamin D: Moving Forward to Address Emerging Science», *Nutrients*, vol. 9, n° 12, 2017, p. 1308.

5.   K. Zadka, E. Pałkowska-Goździk, D. Rosołowska-Huszcz, «The State of Knowledge about Nutrition Sources of Vitamin D, Its Role in the Human Body, and Necessity of Supplementation among Parents in Central Poland», *Int J Environ Res Public Health*, vol.15, n° 7, 2018, p. 1489.

6.   A.M.M. Vaes, E.M. Brouwer-Brolsma, N.L. van der Zwaluw *et al.*, «Food sources of vitamin D and their association with 25-hydroxyvitamin D status in Dutch older adults», *J Steroid Biochem Mol Biol.*, vol. 173, 2017, pp. 228-234.

7.   J. Moan, A. Dahlback y A.C. Porojnicu, «At what time should one go out in the sun?», *Adv Exp Med Biol.*, vol. 624, 2008, pp. 86-88.

8.   T.C. Chen, «Photobiology of vitamin D. In: Holick MF, ed. Vitamin D: physiology, molecular biology, and clinical applications», *NJ: Humana Press*, 1999, pp. 17-38.

9.   Z. Lu, T.C. Chen, L. Kline *et al.*, «Photosynthesis of previtamin D3 in cities around the world», Holick, M. F. *et al.* (eds.), Biological Effects of Light. Berlin, Walter De Gruyter, 1992, pp. 48-52.

10. L. Tripkovic, H. Lambert, K. Hart *et al.*, «Comparison of vitamin D2 and vitamin D3 supplementation in raising serum 25-hydroxyvitamin D status: a systematic review and meta-analysis», *Am J Clin Nutr.*, vol. 95, n° 6, 2012, pp. 1357-1364.

11. T. Wang, G. Bengtsson, I. Kärnefelt y L.O. Björn, «Provitamins and vitamins D2 and D3 in Cladina spp. over a latitudinal gradient: possible correlation with UV levels», *J Photochem Photobiol B*, vol. 62, n° 1-2, 2001, pp. 118-22.

12. R.R. Simon, K.M. Phillips, R.L. Horst y I.C. Munro, «Vitamin D mushrooms: comparison of the composition of button mushrooms (Agaricus bisporus) treated postharvest with UVB light or sunlight», *J Agric Food Chem.*, vol. 59, n° 16, 2011, pp. 8724-32.

44. Hay que comer pescado por el omega 3

1.   M. Chen, Y. Li, Q. Sun *et al.*, «Dairy fat and risk of cardiovascular disease in 3 cohorts of US adults», *Am J Clin Nutr.*, vol. 104, n° 5, 2016, pp. 1209-1217.

2.   A.P.De Filippis y L. Sperling, «Understanding omega-3's. Am», *Heart J.*, vol. 151, 2006, pp. 564-570.

3. M.K. Gregory, R.A. Gibson, R.J. Cook-Johnson, L.G. Cleland y M.J. James, «Elongase reactions as control points in long-chain polyunsaturated fatty acid synthesis», *PLoS One*, vol. 6, n° 12, 2011.

4. V. Melina, W. Craig y S. Levin, «Position of the Academy of nutrition and Dietetics: vegetarian diets», *J. Acad. Nutr. Diet.*, vol. 116, n° 12, 2016, pp. 1970-1980.

5. A.S. Abdelhamid, T.J. Brown, J.S. Brainard *et al.*, «Omega-3 fatty acids for the primary and secondary prevention of cardiovascular disease», *Cochrane Database Syst Rev.*, vol. 7, n° 7, 2018.

6. J.H. Langdon, «Has an aquatic diet been necessary for hominin brain evolution and functional development?», *Br J Nutr.*, vol. 96, n° 1, 2006, pp. 7-17.

7. A.A. Welch, S.A. Bingham y K.T. Khaw, «Estimated conversion of α-linolenic acid to long chain n-3 polyunsaturated fatty acids is greater than expected in non fish-eating vegetarians and non fish-eating meat-eaters than in fish-eaters», *Journal of Human Nutrition and Dietetics*, vol. 21, n° 4, 2008, p. 404.

8. A. Tomova, I. Bukovsky, E. Rembert *et al.*, «The Effects of Vegetarian and Vegan Diets on Gut Microbiota», *Front Nutr.*, vol. 6, 2019, p. 47.

9. J.C. Craddock, E.P. Neale, Y.C. Probst, G.E. Peoples, «Algal supplementation of vegetarian eating patterns improves plasma and serum docosahexaenoic acid concentrations and omega-3 indices: a systematic literature review», *J Hum Nutr Diet.*, vol. 30, n° 6, 2017, pp. 693-699.

45. Niñes, embarazades, mujeres en lactancia y tu abuelito no pueden ser veganos

1. American Dietetic Association, «Position of the American Dietetic Association and Dietitians of Canada: Vegetarian diets», *J. Am. Diet. Assoc.*, vol 103, 2003, pp. 748-765.

2. V. Melina, W. Craig y S. Levin, «Position of the Academy of nutrition and Dietetics: vegetarian diets», *J. Acad. Nutr. Diet*, vol. 116, n° 12, 2016, pp. 1970-1980.

3. B. Martínez, *Niños vegetarianos ¿niños sanos?*, AEPap (ed.), Curso de Actualización Pediatría, Madrid, Lúa Ediciones 3.0, 2017, pp. 253-268.

4. I. Skypala y B. Vlieg-Boerstra, «Food intolerance and allergy: increased incidence or contemporary inadequate diets?», *Curr Opin Clin Nutr Metab Care*, vol. 17, 2014, pp. 442-447.

5. A. Maugeri, M. Barchitta, G. Favara *et al.*, «Maternal Dietary Patterns Are Associated with Pre-Pregnancy Body Mass Index and Gestational

Weight Gain: Results from the "Mamma & Bambino" Cohort», *Nutrients*, vol. 11, n° 6, 2019, p. 1308.

46. Comer huevo es esencial

1. S.M. Grundy, N.J. Stone, A.L. Bailey *et al.*, «2018 AHA/ ACC/ AACVPR/ AAPA/ ABC/ ACPM/ ADA/ AGS/ APhA/ ASPC/ NLA/ PCNA guideline on the management of blood cholesterol: executive summary: a report of the American College of Cardiology/American Heart Association task force on clinical practice guidelines», *J Am Coll Cardiol.*, vol. 73, 2019, pp. 3168-3209.

2. D. J. Jenkins *et al.*, «The Garden of Eden—plant based diets, the genetic drive to conserve cholesterol and its implications for heart disease in the 21st century», *Comp Biochem Physiol A Mol Integr Physiol*, vol. 136, n° 1, 2003, pp. 141-151.

3. C. Dubois, M. Armand, N. Mekki, H. Portugal, A.M. Pauli, P.M. Bernard, H. Lafont y D. Lairon, «Effects of increasing amounts of dietary cholesterol on postprandial lipemia and lipoproteins in human subjects», *J. Lipid Res.*, vol. 35, 1994, pp. 1993-2007.

4. J.D. Spence, D.J. Jenkins y J. Davignon, «Egg yolk consumption and carotid plaque», *Atherosclerosis*, vol. 224, 2012, pp. 469-473.

5. P. N. Hopkins, «Effects of dietary cholesterol on serum cholesterol: a meta-analysis and review», *The American Journal of Clinical Nutrition*, vol. 55, n° 6, 1992, pp. 1060-1070.

6. V.W. Zhong, L. Van Horn, M.C. Cornelis *et al.*, «Associations of Dietary Cholesterol or Egg Consumption With Incident Cardiovascular Disease and Mortality», *JAMA*, vol. 321, n° 11, 2019, pp. 1081-1095.

7. J.D. Spence, D.J. Jenkins, J. Davignon, «Dietary cholesterol and egg yolks: not for patients at risk of vascular disease», *Can J Cardiol.*, vol. 26, n° 9, 2010, pp. e336–e339.

8. A.M. Lopez Sobaler, A. Aparicio Vizuete, R.M. Ortega, «Role of the egg in the diet of athletes and physically active people», *Nutr. Hosp.*, vol. 34, 2017, pp. 31-35.

9. E. Magriplis, A.V. Mitsopoulou, D. Karageorgou *et al.*, «Frequency and Quantity of Egg Intake Is Not Associated with Dyslipidemia: The Hellenic National Nutrition and Health Survey (HNNHS)», *Nutrients*, vol. 11, n° 5, 2019, p. 1105.

10. «Estudios de la OCDE sobre Salud Pública: Chile. Hacia un futuro más sano. Evaluación y Recomendaciones», *Ministerio de Salud Chileno*. Disponible en: <https://www.oecd.org/health/health-systems/Revisión-OCDE-de-Salud-Pública-Chile-Evaluación-y-recomendaciones.pdf.>

11. R.M. Weggemans, P.L. Zock y M.B. Katan, «Dietary cholesterol from eggs increases the ratio of total cholesterol to high-density lipoprotein cholesterol in humans: A meta-analysis», *Am. J. Clin. Nutr.*, vol. 73, 2001, pp. 885-891.

12. W. März, M.E. Kleber, H. Scharnagl *et al.*, «HDL cholesterol: reappraisal of its clinical relevance», *Clin Res Cardiol.*, vol. 106, n° 9, 2017, pp. 663-675.

13. J.D. Otvos, D. Collins, D.S. Freedman, I. Shalaurova, E.J. Schaefer, J.R. McNamara, H.E. Bloomfield y S.J. Robins, «Low-density lipoprotein and high-density lipoprotein particle subclasses predict coronary events and are favorably changed by gemfibrozil therapy in the veterans affairs high-density lipoprotein intervention trial», *Circulation*, vol. 113, 2006, pp. 1556-1563.

14. S. Mora, J.D. Otvos, N. Rifai, R.S. Rosenson, J.E. Buring, P.M. Ridker, «Lipoprotein particle profiles by nuclear magnetic resonance compared with standard lipids and apolipoproteins in predicting incident cardiovascular disease in women», *Circulation*, vol. 119, n° 7, 2009, pp. 931-939.

47. No podrás tener hijos si eres vegane

1. N. Panth, A. Gavarkovs, M. Tamez y J. Mattei, «The Influence of Diet on Fertility and the Implications for Public Health Nutrition in the United States», *Front Public Health*, vol. 6, 2018, p. 211.

2. E. Silvestris, D. Lovero y R. Palmirotta, «Nutrition and Female Fertility: An Interdependent Correlation», *Front Endocrinol.* (Lausanne), vol. 10, 2019, p. 346.

3. S. E. Lewis, E. S. Sterling, I. S. Young y W. Thompson, «Comparison of individual antioxidants of sperm and seminal plasma in fertile and infertile men», *Fertil Steril.*, vol. 67, n° 1, 1997, pp. 142-147.

4. M. Shiva, A. K. Gautam, Y. Verma, V. Shivgotra, H. DOshi y S. Kumar, «Association between sperm quality, oxidative stress, and seminal antioxidant activity», *Clin Biochem.*, vol. 44, n° 4, 2011, pp. 319-324.

5. T. K. Jensen, B. L. Heitmann, M. B. Jensen, T. I. Halldorsson, A. M. Andersson, N. E. Skakkebaek, U. N. Joensen, M. P. Lauritsen y P. Christiansen, «High dietary intake of saturated fat is associated with reduced semen quality among 701 young Danish men from the general population», *Am J Clin Nutr.*, vol. 97, n° 2, 2013, pp. 411-418.

6. P. Zareba, D. S. Colaci, M. Afeiche, A. J. Gaskins, N. Jorgensen, J. Mendiola, S. H. Swan y J. E. Chavarro, «Semen quality in relation to antioxidant intake in a healthy male population», *Fertil Steril.*, vol. 100, n° 6, 2013, pp. 1572-1579.

7. E.J. Gallardo, A.R. Coggan, «What's in your beet juice? Nitrate and nitrite content of beet juice products marketed to athletes», *Int J Sport Nutr Exerc Metab.*, vol. 29, 2019, pp. 345-349.

8. P.T. Cutrufello, S.J. Gadomski y G.S. Zavorsky, «The effect of l-citrulline and watermelon juice supplementation on anaerobic and aerobic exercise performance», *J Sports Sci.*, vol. 33, 2015, pp. 1459-1466.

48. Las leches vegetales no tienen calcio

1. S.K. Vanga y V. Raghavan, «How well do plant based alternatives fare nutritionally compared to cow's milk?», *J Food Sci Technol*, vol 55, n° 1, 2018, pp. 10-20.

2. S. Sethi, S.K. Tyagi y R,K. Anurag, «Plant-based milk alternatives an emerging segment of functional beverages: a review», *J Food Sci Technol*, vol. 53, n° 9, 2016, pp. 3408-3423.

3. J. Yang, T. Punshon, M.L. Guerinot y K.D. Hirschi, «Plant calcium content: ready to remodel», *Nutrients*, vol. 4, n° 8, 2012, pp. 1120-1136.

4. J. Jeong y M.L. Guerinot, «Biofortified and bioavailable: the gold standard for plant-based diets», *Proc Natl Acad Sci. USA,* vol. 105, n° 6, 2008, pp. 1777-1778.

49. Las plantas sienten

1. P. Calvo, V. P. Sahi y A. Trewavas, «Are plants sentient?», *Plant Cell Environ*, vol. 40, 2017, pp. 2858-2869.

2. F. Criscuolo y C. Sueur, «An Evolutionary Point of View of Animal Ethics», *Front Psychol.*, vol. 11, 2020, p. 403.

3. *The Cambridge Declaration on Conscioussness*, 2012. Disponible en: <http://fcmconference.org/img/CambridgeDeclarationOnConsciousness.pdf>

4. H.S. Proctor, G. Carder y A.R. Cornish, «Searching for Animal Sentience: A Systematic Review of the Scientific Literature», *Animals (Basel)*, vol. 3, n° 3, 2013, pp. 882-906.

5. A. Cornish, D. Raubenheimer y P. McGreevy, «What We Know about the Public's Level of Concern for Farm Animal Welfare in Food Production in Developed Countries», *Animals* (Basel), vol. 6, n° 11, 2016, p. 74.

6. J. Hopster, «The Speciesism Debate: Intuition, Method, and Empirical Advances», *Animals* (Basel), vol. 9, n° 12, 2019, p. 1054.

50. La fibra bloquea la absorción de nutrientes

1. S. Adams, C.T. Sello, G.-X. Qin, D. Che y R. Han, «Does Dietary Fiber Affect the Levels of Nutritional Components after Feed Formulation?», *Fibers*, vol. 6, 2018, p. 29.
2. D. Dhingra, M. Michael, H. Rajput y R.T. Patil, «Dietary fibre in foods: a review», *J Food Sci Technol.*, vol. 49, n° 3, 2012, pp. 255-266.
3. US Department of Agriculture, *Agricultural Research Service, Nutrient Data Laboratory. USDA National Nutrient Database for Standard Reference.* Disponible en: <https://www.nass.usda.gov>
4. T. Beal, E. Massiot, J.E. Arsenault, M.R. Smith, R.J. Hijmans, «Global trends in dietary micronutrient supplies and estimated prevalence of inadequate intakes», *PLoS One*, vol. 12, n° 4, 2017.
5. I. Rowland, G. Gibson, A. Heinken *et al.*, «Gut microbiota functions: metabolism of nutrients and other food components», *Eur J Nutr.*, vol. 57, n° 1, 2018, pp. 1-24.

51. Te va a doler la panza si comes tanta fibra

1. Z.Y. Kho y S.K. Lal, «The Human Gut Microbiome - A Potential Controller of Wellness and Disease», *Front Microbiol.*, vol. 9, 2018, p. 1835.
2. C. Losasso, E.M. Eckert, E. Mastrorilli *et al.*, «Assessing the Influence of Vegan, Vegetarian and Omnivore Oriented Westernized Dietary Styles on Human Gut Microbiota: A Cross Sectional Study», *Front Microbiol.*, vol. 9, 2018, p. 317.
3. S. Lobionda, P. Sittipo, H.Y. Kwon y Y.K. Lee, «The Role of Gut Microbiota in Intestinal Inflammation with Respect to Diet and Extrinsic Stressors», *Microorganisms*, vol. 7, n° 8, 2019, p. 271.
4. M.W. Wong, C.H. Yi, T.T. Liu *et al.*, «Impact of vegan diets on gut microbiota: An update on the clinical implications», *Tzu Chi Medical Journal*, vol. 30, n° 4, 2018, pp. 200-203.
5. A.E. Slingerland, Z. Schwabkey, D.H. Wiesnoski y R.R. Jenq, «Clinical Evidence for the Microbiome in Inflammatory Diseases», *Front Immunol.*, vol. 8, 2017, p. 400.
6. J. M. Peirce y K. Alvina, «The role of inflammation and the gut microbiome in depression and anxiety», *J. Neurosci. Res.*, vol. 97, 2019, pp. 1223-1241.
7. M. Sochocka, K. Donskow-Łysoniewska, B.S. Diniz, D. Kurpas, E. Brzozowska y J. Leszek. «The Gut Microbiome Alterations and Inflammation-Driven Pathogenesis of Alzheimer's Disease-a Critical Review», *Mol Neurobiol.*, vol. 56, n° 3, 2019, pp. 1841-1851.

8. L.J. Wilkins, M. Monga y A.W. Miller, «Defining Dysbiosis for a Cluster of Chronic Diseases», *Sci Rep.*, vol. 9, n° 1, 2019, p. 12918.

9. M. Glick-Bauer y M.C. Yeh, «The health advantage of a vegan diet: exploring the gut microbiota connection», *Nutrients*, vol. 6, n° 11, 2014, pp. 4822-4838.

52. Las plantas hacen mal porque tienen antinutrientes

1. V. J.van Buul y F. J.P.H.Brouns, «Health effects of wheat lectins: A review», *Journal of Cereal Science*, vol. 59, n°2, 2014, pp. 112-117.

2. G. Vandenborre, G. Smagghe y E.J.M. Van Damme, «Plant lectins as defense proteins against phytophagous insects», *Phytochemistry*, vol. 72, 2011, pp. 1538-1550.

3. M. Jordinson, I. El-Hariry, D. Calnan, J. Calam y M. Pignatelli, «Vicia faba agglutinin, the lectin present in broad beans, stimulates differentiation of undifferentiated colon cancer cells», *Gut*, vol. 44, n° 5, 1999, pp. 709-714.

4. Y.S. Chan, L. Xia y T.B. Ng, «White kidney bean lectin exerts anti-proliferative and apoptotic effects on cancer cells», *Int. J. Biol. Macromol*, vol. 85, 2016, pp. 335-345.

5. E. González De Mejía y V. I. Prisecaru, «Lectins as Bioactive Plant Proteins: A Potential in Cancer Treatment», *Critical Reviews in Food Science and Nutrition*, vol. 45, n° 6, 2005, pp. 425-445.

6. K.T. Davidson, Z. Zhu y Y. Fang, «Phytochemicals in the Fight Against Cancer», *Pathol Oncol Res.*, vol. 22, n° 4, 2016, pp. 655-660.

7. F.S. Venter y P.G. Thiel, «Red kidney beans: to eat or not to eat?», *S. Afr. Med. J.*, vol. 85, 1995, pp. 250-252.

8. B. Zhu, Y. Sun, L. Qi, R. Zhong, X. Miao, «Dietary legume consumption reduces risk of colorectal cancer: evidence from a meta-analysis of cohort studies», *Sci Rep.*, vol. 5, 2015, p. 8797.

9. I. Darmadi-blackberry, M.L. Wahlqvist, A. Kouris-blazos *et al.*, «Legumes: the most important dietary predictor of survival in older people of different ethnicities», Asia *Pac J Clin Nutr.*, vol. 13, n° 2, 2004, pp. 217-220.

10. A. Dagfinn *et al.*, «Whole grain consumption and risk of cardiovascular disease, cancer, and all cause and cause specific mortality: systematic review and dose-response meta-analysis of prospective studies», *BMJ*, 2016.

11. Gundry, Steven, *The Plant Paradox: the hidden dangers in "healthy" foods that cause disease and weight gain*, New York, Harper Wave, 2017.

53. Necesitas proteína animal pa cicatrizarte

1. G. Wu, «Amino acids: metabolism, functions, and nutrition», *Amino Acids*, vol. 37, 2009, pp. 1-17.
2. A.C. Gonzalez, T.F. Costa, Z.A. Andrade y A.R. Medrado, «Wound healing - A literature review», *An Bras Dermatol.*, vol. 91, n° 5, 2016, pp. 614-620.
3. M.J. Mienaltowski y D.E. Birk Structure, «Physiology, and Biochemistry of Collagens», *Adv. Exp. Med. Biol.*, vol. 802, 2014, pp. 5-29.
4. R.A. McCance, W. Sheldon y E.M. Widdowson, «Bone and vegetable broth», *Arch Dis Child.*, vol. 9, n° 52, 1934, pp. 251-258.
5. J. A. MOnro, R. Leon y B. K. Puri, «The risk of lead contamination in bone broth diets», *Med Hypotheses*, vol. 80, n° 4, 2013, pp. 389-390.
6. L. Check y A. Marteel-Parrish, «The fate and behavior of persistent, bio-accumulative, and toxic (PBT) chemicals: examining lead (Pb) as a PBT metal», *Rev Environ Health*, vol. 28, n° 2-3, 2013, pp. 85-96.
7. T. Püssa, «Toxicological issues associated with production and processing of meat», *Meat Sci.*, vol. 95, n° 4, 2013, pp. 844-853.

54. Los veganos tienen más riesgo de apendicitis

1. MD. Stringer, «Acute Appendicitis», *J Paediatr Child Health*, vol. 53, 2017, pp. 1071-1076.
2. M.J.H. Girard-Madoux *et al.*, «The immunological functions of the Appendix: An example of redundancy?» *Semin Immunol.*, vol. 36, 2018, pp. 31-44.
3. P.J. Tuso, M.H. Ismail, B.P. Ha y C. Bartolotto, «Nutritional update for physicians: plant based diets», *Perm J.*, vol. 177, n° 2, 2013, pp. 61-66.
4. T.J. Key, G.K. Davey y P.N. Appleby, «Health benefits of a vegetarian diet», *Proc. Nutr. Soc.*, vol. 58, 1999, pp. 271-275.
5. P. N Appleby, M. Thorogood, J. I. Mann y T. JA Key, «The Oxford Vegetarian Study: an overview», *The American Journal of Clinical Nutrition*, vol. 70, n° 3, 1999, pp. 525s-531s.
6. O. Engin, M. Yildirim, S. Yakan y G.A. Coskun, «Can fruit seeds and undigested plant residuals cause acute appendicitis», *Asian Pac J Trop Biomed.*, vol. 1, n° 2, 2011, pp. 99-101.

55. Se te van a caer los dientes si eres vegano

1. W. Marcenes, N.J. Kassebaum, E. Bernabé *et al.*, «Global burden of oral conditions in 1990-2010: a systematic analysis», *J Dent Res.*, vol. 92, n° 7, 2013, pp. 592-597.

2. S. Najeeb, M. S. Zafar, Z. Khurshid, S. Zohaib y K. Almas, «The Role of Nutrition in Periodontal Health: An Update», *Nutrients,* vol. 8, n° 9, 2016.

3. F. Bronner, «Mechanisms of intestinal calcium absorption», *J Cell Biochem.*, vol. 88, 2003, pp. 387-393.

4. A. Wong, D. A. Young, D. E. Emmanouil, L. M. Wong, A. R. Waters y M. T. Booth, «Raisins and oral health», *J Food Sci.*, vol. 78, n° 1, 2013, pp. A26-29.

5. T. Walsh, H.V. Worthington, A.M. Glenny, V.C. Marinho y A. Jeroncic, «Fluoride toothpastes of different concentrations for preventing dental caries», *Cochrane Database Syst Rev.*, vol. 3, n° 3, 2019.

6. T. Attin, S. Siegel, W. Buchalla, A. M. Lennon, C. Hannig y K. Becker, «Brushing abrasion of softened and remineralised dentin: An in situ study», *Caries Res.*, vol 38, n° 1, 2004, pp. 62-66.

7. A. I. Issa, K. J. Toumba, A. J. Preston y M. S. Duggal, «Comparison of the effects of whole and juiced fruits and vegetables on enamel demineralisation in situ», *Caries Res.*, vol. 45, n° 5, 2011, pp. 448-452.

8. V.K. Jarvinen, I.I. Rytomaa y O.P. Heinonen, «Risk Factors in Dental Erosion», J Dent Res., vol. 70, n° 942, 1991, pp. 942-948.

9. A. Arora y R. W. Evans, «Is the consumption of fruit cariogenic?», *J Investig Clin Dent.*, vol. 3, n° 1, 2012, pp. 17-22.

10. A. Sheiham y W.P. James, «Diet and Dental Caries: The Pivotal Role of Free Sugars Reemphasized», *J Dent Res.*, vol. 94, n° 10, 2015, pp. 1341-1347.

11. Sheiham A. y James W. P., «A new understanding of the relationship between sugars, dental caries and fluoride use: implications for limits on sugars consumption», *Public Health Nutr.*, vol. 17, n° 10, 2014, pp. 2176-2184.

12. C.F. Schachtele y M.E. Jensen, «Can Foods be Ranked According to Their Cariogenic Potential? Cariology Today», Intl Congress in Honour of Professor Dr. H.R. Mühlemann, 1984, pp. 136-146.

13. K.L. Minton y C.W. Berry, «Cariogenic potential of presweetened breakfast cereals», *Pediatr Dent.*, vol. 7, n° 4, 1985, pp. 282-286.

14. *Information note about intake of sugars recommended in the WHO guideline for adults and children.* WHO Guidelines. 2015. Disponible en: <https://www.who.int/nutrition/publications/guidelines/sugar_intake_information_note_en.pdf>

15. A. Sheiham, D.M. Williams, R.J. Weyant, M. Glick, S. Naidoo, J.L. Eiselé y H.S. Selikowitz, «Billions with oral disease: A global health crisis—a call to action», *J Am Dent Assoc.*, vol. 146, n° 12, 2015, pp. 861-864.

16. R.C. Cottrell, «Effect on caries of restricting sugars intake: systematic review to inform WHO guidelines», *J Dent Res.*, vol. 93, n° 5, 2014, p. 530.

17. A. Varela-López, J.L. Quiles, M. Cordero, F. Giampieri y P. Bullón, «Oxidative Stress and Dietary Fat Type in Relation to Periodontal Disease», *Antioxidants* (Basel), vol. 4, n° 2, 2015, pp. 322-44.

18. I. Staufenbiel, K. Weinspach, G. Förster, W. Geurtsen y H. Günay, «Periodontal conditions in vegetarians: a clinical study», *Eur J Clin Nutr.*, vol. 67, n° 8, 2013, pp. 836-840.

19. A. Varela-López, F. Giampieri, P. Bullón, M. Battino y J.L. Quiles, «Role of Lipids in the Onset, Progression and Treatment of Periodontal Disease. A Systematic Review of Studies in Humans», *Int J Mol Sci.*, vol. 17, n° 8, 2016.

20. D. Sambunjak, J.W. Nickerson, T. Poklepovic *et al.*, «Flossing for the management of periodontal diseases and dental caries in adults», *Cochrane Database Syst Rev.*, vol. 12, 2011.

21. F. Mazhari, M. Boskabady, A. Moeintaghavi y A. Habibi, «The effect of toothbrushing and flossing sequence on interdental plaque reduction and fluoride retention: A randomized controlled clinical trial», *J Periodontol.*, vol. 89, n° 7, 2018, pp. 824-832.

56. Por algo tenemos colmillos, pa comer carne

1. M. Rogers, F. Maisels, E. Williamson, M. Fernandez y C. Tutin, «Gorilla diet in the Lopé Reserve, Gabon: nutritional analysis», *Oecologia*, vol. 84, 1990, pp. 326-339.

2. E. Renvoisé y F. Michon, «An Evo-Devo perspective on ever-growing teeth in mammals and dental stem cell maintenance», *Front Physiol.*, vol. 5, 2014, p. 324.

3. M. Rp Alves, «The Natural Fallacy in a Post-Truth era: A perspective on the natural sciences' permeability to values», *EMBO Rep.*, vol. 21, n° 2, 2020.

4. W.H. Karasov y A.E. Douglas, «Comparative digestive physiology», *Compr Physiol.*, vol. 3, n° 2, 2013, pp. 741-783.

5. J. Furness *et al.*, «Comparative fut physiology symposium: Comparative physiology of digestión», *Journal of Animal Science*, vol. 93, n° 2, 2015, p. 485.

57. No eres lo suficientemente vegano

1. *Definition of Veganism*, The Vegan Society. Disponible en: <https://www.vegansociety.com/go-vegan/definition-veganism>
2. Asher, K. *et al.*, «Study of current and former vegetarians and vegans», *Humane Research Council 2014*. Disponible en: <https://faunalytics.org/wp-content/uploads/2015/06/Faunalytics_Current-Former-Vegetarians_Full-Report.pdf.>
3. PETA, «A Note About Small Amounts of Animal Products in Foods». Disponible en: <https://www.peta.org/living/food/making-transition-vegetarian/ideas-vegetarian-living/tiny-amount-animal-products-food/>

    Statistics. *The Vegan Society*. Disponible en: <https://www.vegansociety.com/news/media/statistics>

58. La leche de almendras está destruyendo a las abejas

1. A. McGivney, «'Like sending bees to war': the deadly truth behind your almond milk obsession. The age of extinction Bees», *The Guardian*, 8 de enero 2020. Disponible en: <https://www.theguardian.com/environment/2020/jan/07/honeybees-deaths-almonds-hives-aoe>
2. Z. Krstic, «Is Almond Milk Really Bad for the Environment? The Truth Behind the Decline in Bees», *GH*, 2020. Disponible en: <https://www.goodhousekeeping.com/health/a30461258/is-almond-milk-bad-for-the-environment/>
3. D. Goulson, J. Thompson y A. Croombs, «Rapid rise in toxic load for bees revealed by analysis of pesticide use in Great Britain», *PeerJ.*, 2018.
4. N. Ostiguy, F.A. Drummond, K. Aronstein *et al.*, «Honey Bee Exposure to Pesticides: A Four-Year Nationwide Study», *Insects*, vol. 10, n° 1, 2019, p. 13.
5. T. Danovich, «No, your almond milk obsession is Not killing the bees», *Mic.*, noviembre 2014. Disponible en: <https://www.mic.com/articles/104496/no-your-almond-milk-obsession-is-not-killing-all-the-bees.>

    H. Steinfeld *et al.*, «Livestock's Long Shadow». *FAO*; Rome, 2006, pp. 1-392.

59. Si eres vegano no serás inteligente

1. Z. Gorvett, «How a vegan diet could affect your intelligence», *BBC*, enero 2020. Disponible en: <https://www.bbc.com/future/article/20200127-how-a-vegan-diet-could-affect-your-intelligence>

2. P. Mergenthaler, U. Lindauer, G.A. Dienel y A. Meisel, «Sugar for the brain: the role of glucose in physiological and pathological brain function», *Trends Neurosci.*, vol. 36, n° 10, 2013, pp. 587-597.

3. V. Melina, W. Craig y S. Levin, «Position of the Academy of nutrition and Dietetics: vegetarian diets», *J. Acad. Nutr. Diet*, vol. 116, n° 12, 2016, pp. 1970-1980.

4. H. Ritchie y M. Roser, «Gender Ratio», *OurWorldInData.org*. Disponible en: <https://ourworldindata.org/gender-ratio>

5. J. Nebl, J.P. Schuchardt, A. Ströhle *et al.*, «Micronutrient Status of Recreational Runners with Vegetarian or Non-Vegetarian Dietary Patterns», *Nutrients*, vol. 11, n° 5, 2019, p. 1146.

6. R. Schüpbach, R. Wegmüller, C. Berguerand, M. Bui y I. Herter-Aeberli, «Micronutrient status and intake in omnivores, vegetarians and vegans in Switzerland», *Eur J Nutr.*, vol. 56, n° 1, 2017, pp. 283-293.

7. Choline. «National Institutes of Health», *Office of Dietary Supplements*. Diponible en: <https://ods.od.nih.gov/factsheets/Choline-HealthProfessional/#en33>

8. W.H. Tang, Z. Wang, B.S. Levison *et al.*, «Intestinal microbial metabolism of phosphatidylcholine and cardiovascular risk», *N Engl J Med.*, vol. 368, n° 17, 2013, pp. 1575-1584.

9. Y. Zheng, Y. Li, E.B. Rimm *et al.*, «Dietary phosphatidylcholine and risk of all-cause and cardiovascular-specific mortality among US women and men», *Am J Clin Nutr.*, vol. 104, n° 1, 2016, pp. 173-180.

10. K.E. Bradbury, F.L. Crowe, P.N. Appleby, J.A. Schmidt, R.C. Travis y T.J. Key, «Serum concentrations of cholesterol, apolipoprotein A-I and apolipoprotein B in a total of 1694 meat-eaters, fish-eaters, vegetarians and vegans», *Eur J Clin Nutr.*, vol. 68, n° 2, 2014, pp. 178-183.

11. M.C. Morris, D.A. Evans, J.L. Bienias *et al.*, «Dietary Fats and the Risk of Incident Alzheimer Disease», *Arch Neurol.*, vol. 60, n° 2, 2003, pp. 194-200.

12. PETA. *Joaquin Phoenix Reminds Everyone That «We Are All Animals»*. Disponible en: <https://www.peta.org/features/joaquin-phoenix-we-are-all-animals-end-speciesism/>

Parte 4
MITOS ESPECÍFICOS

60. La soya es lo peors y altera tus hormonas

1. G. Rizzo y L. Baroni, «Soy, Soy Foods and Their Role in Vegetarian Diets», *Nutrients*, vol. 10, n° 1, 2018, p. 43.

2.   P. Richards, H. Pellegrina, L. VanWey y S. Spera, «Soybean development: the impact of a decade of agricultural change on urban and economic growth in Mato Grosso, Brazil», *PLoS One*, vol. 10, n° 4, 2015.

3.   G. Tagliabue, «The EU legislation on "GMOs" between nonsense and protectionism: An ongoing Schumpeterian chain of public choice», *GM Crops Food*, vol. 8, n° 1, 2017, pp. 57-73.

4.   J.E. Chavarro, T.L. Toth, S.M. Sadio y R. Hauser, «Soy food and isoflavone intake in relation to semen quality parameters among men from an infertility clinic», *Hum Reprod.*, vol. 23, n° 11, 2008, pp. 2584-2590.

5.   J. Kim, S. Kim, K. Huh, Y. Kim, H. Joung y M. Park, «High serum isoflavone concentrations are associated with the risk of precocious puberty in Korean girls», *Clin. Endocrinol.*, vol. 75, 2011, pp. 831-835.

6.   J. Martinez y J.E. Lewi, «An unusual case of gynecomastia associated with soy product consumption», *Endocr. Pract.*, vol. 14, n° 4, 2008, pp. 415-418.

7.   T. Siepmann, J. Roofeh, F.W. Kiefer y D.G. Edelson, «Hypogonadism and erectile dysfunction associated with soy product consumption», *Nutrition*, vol. 27, 2011, pp. 859-862.

8.   L.J. Martin y M. Touaibia, «Improvement of Testicular Steroidogenesis Using Flavonoids and Isoflavonoids for Prevention of Late-Onset Male Hypogonadism», *Antioxidants* (Basel), vol. 9, n° 3, 2020, p. 237.

9.   R.L. Divi, H.C. Chang y D.R. Doerge, «Anti-thyroid isoflavones from soybean: isolation, characterization, and mechanisms of action», *Biochem Pharmacol.*, vol. 54, 1997, pp. 1087-1096.

10.   H.C. Chang y D.R. Doerge, «Dietary genistein inactivates rat thyroid peroxidase in vivo without an apparent hypothyroid effect», *Toxicol. Appl. Pharmacol.*, vol. 168, 2000, pp. 244-252.

11.   J. Otun, A. Sahebkar, L. Östlundh, S.L. Atkin y T. Sathyapalan, «Systematic Review and Meta-analysis on the Effect of Soy on Thyroid Function», *Sci Rep.*, vol. 9, n° 1, 2019, p. 3964.

12.   M. Messina, «Soy and Health Update: Evaluation of the Clinical and Epidemiologic Literature», *Nutrients*, vol. 8, n° 12, p. 754.

13.   K.K. Ryan y R.J. Seeley, «Physiology. Food as a hormone», *Science*, vol. 339, n° 6122, 2013, pp. 918-919.

14.   K. Ryoko, S. Norie, G. Atsushi, Y. Taiki, I. Motoki, N. Mitsuhiko *et al.*, «Association of soy and fermented soy product intake with total and cause specific mortality: prospective cohort study», *BMJ*, 2020.

15.   L.R. Chen, N.Y. Ko y K.H. Chen, «Isoflavone Supplements for Menopausal Women: A Systematic review», *Nutrients*, vol. 11, n° 11, 2019, pp. 2649.

16.   P. Wei, M. Liu, Y. Chen y D.D. Chen, «Systematic review of soy isofla-
      vone supplements on osteoporosis in women», *Asian Pac. J. Trop. Med.*,
      vol. 5, 2012, pp. 243-248.

17.   L. Hilakivi-Clarke, J.E. Andrade y W. Helferich, «Is soy consumption good
      or bad for the breast?», *J Nutr.*, vol. 140, n° 12, 2010, pp. 2326S–2334S.

18.   F. He y J. Chen, «Consumption of soybean, soy foods, soy isoflavones
      and breast cancer incidence: Differences between Chinese women and
      women in Western countries and possible mechanisms», *Food Science and
      Human Wellness*, vol 2, n° 3-4, 2013, pp. 146-161.

19.   J.H. Savage, A.J. Kaeding, E.C. Matsui y R.A. Wood, «The natural histo-
      ry of soy allergy», *J. Allergy Clin. Immunol.*, vol. 125, 2010, pp. 683-686.

20.   M. Greger, «How much soy is to much?». *NutritionFatcs.org*, 2013. Dis-
      ponible en: <https://nutritionfacts.org/2013/02/19/how-much-soy-is-too-
      much/>

21.   Zhen-Hui Cao *et al.*, «Bioactivity of soy-based fermented foods: a rev-
      eiw», *Biotechnology Advances*, vol 37, n° 1, 2019, pp. 223-238.

22.   M. Nozue, T. Shimazu, S. Sasazuki, H. Charvat, N. Mori, M. Mutoh, N.
      Sawada, M. Iwasaki, T. Yamaji, M. Inoue *et al.*, «Fermented soy product
      intake is inversely associated with the development of high blood pres-
      sure: The Japan public health center-based prospective study», *J. Nutr.*,
      vol. 147, 2017, pp. 1749-1756.

23.   H. Uemura, S. Katsuura-Kamano, M. Nakamoto *et al.*, «Inverse associ-
      ation between soy food consumption, especially fermented soy products
      intake and soy isoflavone, and arterial stiffness in Japanese men», *Sci Rep.*,
      vol. 8, 2018.

61. Sólo las legumbres fermentadas sirven

1.   I. Darmadi-blackberry, M.L. Wahlqvist, A. Kouris-blazos *et al.*, «Le-
     gumes: the most important dietary predictor of survival in older people of
     different ethnicities», *Asia Pac J Clin Nutr.*, vol. 13, n° 2, 2004, pp. 217-220.

2.   D. Drulyte y V. Orlien, «The Effect of Processing on Digestion of Le-
     gume Proteins», *Foods*, vol. 8, n° 6, 2019, p. 224.

3.   S.G. Nkhata, E. Ayua, E.H. Kamau y J.B. Shingiro, «Fermentation and
     germination improve nutritional value of cereals and legumes through
     activation of endogenous enzymes», *Food Sci Nutr.*, vol. 6, n° 8, 2018,
     pp. 2446-2458.

62. No comas gluten porque es malo

1. H. Akhondi y A.B. Ross, «Gluten And Associated Medical Problems», *StatPearls. Treasure Island. StatPearls Publishing*, 2020. Disponible en: <https://www.ncbi.nlm.nih.gov/books/NBK538505/>

2. K. Garsed y B.B. Scott, «Can oats be taken in a gluten-free diet? A systematic review», *Scand J Gastroenterol.*, vol. 42, 200, pp. 171-178.

3. M.M. Leonard, A. Sapone, C. Catassi y A. Fasano, «Celiac Disease and Nonceliac Gluten Sensitivity: A Review», *JAMA*, vol. 318, n° 7, 2017, pp. 647-656.

4. U. Volta, M. T. Bardella, A. Calabro, R. Trocone y G. R. Corazza, «Study Group for non-celiac gluten sensitivity. An Italian prospective multicenter survey on patients suspected of having non-celiac gluten sensitivity», *BMC Med.*, vol. 12, 2014, p. 85.

5. A.L. Jones, «The Gluten-Free Diet: Fad or Necessity?», *Diabetes Spectr.*, vol. 30, n° 2, 2017, pp. 118-123.

6. S.M. Vanegas, M. Meydani, J.B. Barnett *et al.*, «Substituting whole grains for refined grains in a 6-wk randomized trial has a modest effect on gut microbiota and immune and inflammatory markers of healthy adults», *Am J Clin Nutr.*, vol. 105, n° 3, 2017, pp. 635-650.

7. Aune Dagfinn *et al.*, «Whole grain consumption and risk of cardiovascular disease, cancer, and all cause and cause specific mortality: systematic review and dose-response meta-analysis of prospective studies», *BMJ*, vol. 253, 2016.

8. I. Martínez, J.M. Lattimer, K.L. Hubach *et al.*, «Gut microbiome composition is linked to whole grain-induced immunological improvements», *ISME J.*, vol. 7, n° 2, 2013, pp. 269-280.

9. R. Laatikainen, J. Koskenpato, S.M. Hongisto *et al.*, «Pilot Study: Comparison of Sourdough Wheat Bread and Yeast-Fermented Wheat Bread in Individuals with Wheat Sensitivity and Irritable Bowel Syndrome», *Nutrients*, vol. 9, n° 11, 2017, p. 1215.

10. J. R. Biesiekierski, S. L. Peters, E. D. Newnham, O. Rosella, J. G. Muir y P. R. Gibson, «No effects of gluten in patients with self-reported non-celiac gluten sensitivity after dietary reduction of fermentable, poorly absorbed, short-chain carbohydrates», *Gastroenterology*, vol. 145, n° 2, 2013, p. 320.

11. G. De Palma, I. Nadal, M.C. Collado y Y. Sanz, «Effects of a gluten-free diet on gut microbiota and immune function in healthy adult human subjects», *Br J Nutr.*, vol. 102, n° 8, 2009, pp. 1154-1160.

63. El «pan perfesto» es súper weno

1. Pan de molde perfecto 600 gr marca Kingsbury.

2. S.M. Vanegas, M. Meydani, J.B. Barnett *et al.*, «Substituting whole grains for refined grains in a 6-wk randomized trial has a modest effect on gut microbiota and immune and inflammatory markers of healthy adults», *Am J Clin Nutr.*, vol. 105, n° 3, 2017, pp. 635-650.

3. R.C. Masters *et al.*, «Whole and refined grain intakes are related to inflammatory protein concentrations in human plasma», *J Nutr.*, vol. 140, n° 3, 2010, pp. 587-594.

4. M. Akhoundan, Z. Shadman, P. Jandaghi *et al.*, «The Association of Bread and Rice with Metabolic Factors in Type 2 Diabetic Patients», *PLoS One*, vol. 11, n° 12, 2016.

5. C. de la Fuente-Arrillaga, M.A. Martinez-Gonzalez, I. Zazpe, Z. Vazquez-Ruiz, S. Benito-Corchon y M. Bes-Rastrollo «Glycemic load, glycemic index, bread and incidence of overweight/obesity in a Mediterranean cohort: the SUN Project», *BMC Public Health*, vol. 14, 2014, p. 1091.

6. M. Chen, J. Li, W. Li, X. Sun y H. Shu, «Dietary refined grain intake could increase the coronary heart disease risk: evidence from a meta-analysis», *Int J Clin Med.*, vol. 10, n° 8, 2017, pp. 12749-12755.

7. Estudios de la OCDE sobre Salud Pública: Chile, «Hacia un futuro más sano. Evaluación y Recomendaciones», *Ministerio de Salud Chileno*. Disponible en: <https://www.oecd.org/health/health-systems/Revisión-OCDE-de-Salud-Pública-Chile-Evaluación-y-recomendaciones.pdf>

8. D. Malta, K. S. Petersen, C. Johnson, K. Trieu, S. Rae, K. Jefferson *et al.*, «High sodium intake increases blood pressure and risk of kidney disease. From the Science of Salt: a regularly updated systematic review of salt and health outcomes (August 2016 to March 2017)», *J. Clin. Hypertens*, vol. 20, pp. 1654-1665.

9. A. Malhotra, «The dietary advice on added sugar needs emergency surgery», *BMJ*, vol. 346, 2013, p. f3199.

10. B. Bhardwaj, E.L. O'Keefe y J.H. O'Keefe, «Death by Carbs: Added Sugars and Refined Carbohydrates Cause Diabetes and Cardiovascular Disease in Asian Indians», *Mo Med.*, vol. 113, n° 5, 2016, pp. 395-400.

11. S.S. Schiffman y K.I. Rother, «Sucralose, a synthetic organochlorine sweetener: overview of biological issues», *J Toxicol Environ Health B Crit Rev.*, vol. 16, n° 7, 2013, pp. 399-451.

65. El elote, el betabel y la zanahoria tienen mucha azúcar

1. M. Nour, S.A. Lutze, A. Grech y M. Allman-Farinelli, «The Relationship between Vegetable Intake and Weight Outcomes: A Systematic Review of Cohort Studie», *Nutrients*, vol. 10, n° 11, 2018, p. 1626.

2. M. Li, Y. Fan, X. Zhang, W. Hou y Z. Tang, «Fruit and vegetable intake and risk of type 2 diabetes mellitus: meta-analysis of prospective cohort studies», *BMJ Open*, vol. 4, n° 11, 2014.

3. B. Hosseini, B.S. Berthon, A. Saedisomeolia, M.R. Starkey, A. Collison, P.A. Wark y L.G. Wood, «Effects of fruit and vegetable consumption on inflammatory biomarkers and immune cell populations: a systematic literature review and meta-analysis», *Am J Clin Nutr.*, vol. 108, 2018, pp. 136-155.

4. H. Boeing, A. Bechthold, A. Bub *et al.*, «Critical review: vegetables and fruit in the prevention of chronic diseases», *Eur J Nutr.*, vol. 51, n° 6, 2012, pp. 637-663.

5. P.S. Prasanthi, N. Naveena, M. Vishnuvardhana Rao y K. Bhaskarachary, «Compositional variability of nutrients and phytochemicals in corn after processing», *J Food Sci Technol.*, vol. 54, n° 5, 2017, pp. 1080-1090.

6. T. S. Kahlon, M. M. Chiu y M. H. Chapman, «Steam cooking significantly improves in vitro bile acid binding of beets, eggplant, asparagus, carrots, green beans, and cauliflower», *Nutr Res.*, vol. 27, n° 12, 2007, pp. 750-755.

7. M. Watanabe, K. Morimoto, S.M. Houten, N. Kaneko-Iwasaki, T. Sugizaki, Y. Horai *et al.*, «Bile Acid Binding Resin Improves Metabolic Control through the Induction of Energy Expenditure», *PLoS ONE*, vol. 7, n° 8, 2012.

8. T. Esatbeyoglu, A.E. Wagner, V.B. Schini-Kerth y G. Rimbach, «Betanin-A food colorant with biological activity», *Mol. Nutr. Food Res.*, vol. 59, 2015, pp. 36-47.

9. D. A. Hobbs, M. G. Goulding, A. Nguyen, T. Malaver, C. F. Walker, T. W. George, L. Methven y J. A. Lovegrove, «Acute ingestion of beetroot bread increases endothelium-independent vasodilation and lowers diastolic blood pressure in healthy men: a randomized controlled trial», *J Nutr.*, vol. 143, n° 9, 2013, pp. 1399-1405.

10. D.A. Hobbs, M. G. Goulding, A. Nguyen, T. Malaver, C. F. Walker, T. W. George, L. Methven y J. A. Lovegrove, «Acute ingestion of beetroot bread increases endothelium-independent vasodilation and lowers diastolic blood pressure in healthy men: a randomized controlled trial», *J Nutr.*, vol. 143, n° 9, 2013, pp. 1399-1405.

11. M. Murphy, K. Eliot, R. M. Heuertz y E. Weiss, «Whole beetroot consumption acutely improves running performance», *J Acad Nutr Diet.*, vol. 112, n° 4, 2012, pp. 548-552.

12. M. Petrie, W.J. Rejeski, S. Basu *et al.*, «Beet Root Juice: An Ergogenic Aid for Exercise and the Aging Brain», *J Gerontol A Biol Sci Med Sci.*, vol. 72, n° 9, 2017, pp. 1284-1289.

66. La avena engorda

1. C.J. Rebello, C.E. O'Neil y F.L. Greenway, «Dietary fiber and satiety: the effects of oats on satiety», *Nutr Rev.*, vol. 74, n° 2, 2016, pp. 131-147.

2. H. C. Chang, C. N. Huang, D. M. Yeh, S. J. Wang, C. H Peng y C. J. Wang, «Oat Prevents Obesity and Abdominal Fat Distribution, and Improves Liver Function in Humans», *Plant Foods Hum Nutr.*, vol. 68, 2013, pp. 18-23.

3. A. B. Ross, J. P. Godin, K. Minehira y J. P. Kirwan, «Increasing Whole Grain Intake as Part of Prevention and Treatment of Nonalcoholic Fatty Liver Disease», *Int. J. Endocrin.*, 2013, pp. 1-13.

4. M. Georgoulis, M. D. Kontogianni, N. Tileli, A. Margariti, E. Fragopoulou, D. Tiniakos, R. Zafiropoulou y G. Papatheodoridis, «The impact of cereal grain consumption on the development and severity of non-alcoholic fatty liver disease», *Eur J Nutr.*, 2013.

5. R. Singh, S. De y A. Belkheir, «Avena sativa (Oat), a potential neutraceutical and therapeutic agent: an overview», *Crit Rev Food Sci Nutr.*, vol. 53, n°2, 2013, pp. 126-144.

6. Q. Hou, Y. Li, L. Li *et al.*, «The Metabolic Effects of Oats Intake in Patients with Type 2 Diabetes: A Systematic Review and Meta-Analysis», *Nutrients*, vol. 7, n° 12, 2015, pp. 10369-10387.

7. H. Trowell, «Ischemic heart disease and dietary fiber», *Am J Clin Nutr.*, vol. 25, n° 9, 1972, pp. 926-932.

8. G.A. Roth, C. Johnson, A. Abajobir *et al.*, «Global, Regional, and National Burden of Cardiovascular Diseases for 10 Causes, 1990 to 2015», *J Am Coll Cardiol.*, vol. 70, n° 1, 2017, pp. 1-25.

9. A.T. Erkkilä, D.M. Herrington, D. Mozaffarian y A.H. Lichtenstein, «Cereal fiber and whole-grain intake are associated with reduced progression of coronary-artery atherosclerosis in postmenopausal women with coronary artery disease», *Am Heart J.*, vol. 150, n° 1, 2005, pp. 94-101.

10. R. Clemens, S. Kranz, A.R. Mobley, T.A. Nicklas, M.P. Raimondi, J.C. Rodriguez, J.L. Slavin y H. Warshaw, «Filling America's fiber intake gap: summary of a roundtable to probe realistic solutions with a focus on grain-based foods», *J Nutr.*, vol. 142, n° 7, 2012, pp. 1390S-401S.

11. J.K. Schmier, P.E. Miller, J.A. Levine, V. Perez, K.C. Maki, T.M. Rains, L. Devareddy, L.M. Sanders y D.D. Alexander, «Cost savings of reduced constipation rates attributed to increased dietary fiber intakes: a decision-analytic model», *BMC Public Health*, vol. 14, 2014, p. 374.

12. J. P. Karl y E. Saltzman, «The Role of Whole Grains in Body Weight Regulation», *Adv. Nutr.*, vol. 3, 2012, pp. 697-707.

13. R. Giacco, G. Della Pepa, D. Luongo y G. Riccardi, «Whole grain intake in relation to body weight: From epidemiological evidence to clinical trials», *Nutrition, Metabolism & Cardiovascular Diseases*, vol. 21, 2011.

67. El aguacate es pura grasa

1. C. Heskey, K. Oda y J. Sabaté, «Avocado Intake, and Longitudinal Weight and Body Mass Index Changes in an Adult Cohort», *Nutrients*, vol. 11, n° 3, 2019, p. 691.

2. L. Zhu, Y. Huang, I. Edirisinghe, E. Park y B. Burton-Freeman, «Using the Avocado to Test the Satiety Effects of a Fat-Fiber Combination in Place of Carbohydrate Energy in a Breakfast Meal in Overweight and Obese Men and Women: A Randomized Clinical Trial», *Nutrients*, vol. 11, n° 5, 2019, p. 952.

3. K. Ameer, «Avocado as a major dietary source of antioxidants and its preventive role in neurodegenerative diseases», *Adv Neurobiol.*, vol. 12, 2016, pp. 337-354.

4. R.E. Kopec, J.L. Cooperstone, R.M. Schweiggert *et al.*, «Avocado consumption enhances human postprandial provitamin A absorption and conversion from a novel high-β-carotene tomato sauce and from carrots», *J Nutr.*, vol. 144, n° 8, 2014, pp. 1158-1166.

5. A.J. Butt *et al.*, «A novel plant toxin, persin, with in vivo activity in the mammary gland, induces Bim-dependent apoptosis in human breast cancer cells», *Mol Cancer Ther.*, vol. 5, n° 9, 2006, pp. 2300-2309.

6. H. Ding, Y.W. Chin, A.D. Kinghorn y S.M. D'Ambrosio, «Chemopreventive characteristics of avocado fruit», *Semin Cancer Biol.*, vol. 17, n° 5, 2007, pp. 386-394.

7. L. Vahedi Larijani, M. Ghasemi, S. AbedianKenari y F. Naghshvar, «Evaluating the effect of four extracts of avocado fruit on esophageal squamous carcinoma and colon adenocarcinoma cell lines in comparison with peripheral blood mononuclear cells», *Acta Med Iran.*, vol. 52, n° 3, 2014, pp. 201-205.

8. Q.Y. Lu, J.R. Arteaga, Q. Zhang, S. Huerta, V.L. Go y D. Heber, «Inhibition of prostate cancer cell growth by an avocado extract: role of lipid-soluble bioactive substances», *J Nutr Biochem.*, vol. 16, n° 1, 2005, pp. 23-30.

9. M.D. Jackson, S.P. Walker, C.M. Simpson-Smith, C.M. Lindsay, G. Smith, N. McFarlane-Anderson, F.I. Bennett, K.C. Coard, W.D. Aiken, T. Tulloch, T.J. Paul y R.L. Wan, «Associations of whole-blood fatty acids and dietary intakes with prostate cancer in Jamaic», *Cancer Causes Control,* vol. 23, n°1, 2012, pp. 23-33.

10. J. Tabeshpour *et al.*, «Effects of Avocado (*Persea americana*) on Metabolic Syndrome: A Comprehensive Systematic Review», *Phytother. Res.*, 2017, n° 31, pp. 819-837.

68. Las papas son pura azúcar

1. J.C. King y J.L. Slavin, «White potatoes, human health, and dietary guidance», *Adv Nutr.*, vol. 4, n° 3, 2013, pp. 393S–401S.

2. T.M. Robertson, A.Z. Alzaabi, M.D. Robertson y B.A. Fielding, «Starchy Carbohydrates in a Healthy Diet: The Role of the Humble Potato», *Nutrients*, vol. 10, n° 11, 2018, p. 1764.

3. A.C. Bovell-Benjamin, «Sweet potato: A review of its past, present, and future role in human nutrition», *Adv Food Nutr Res.*, vol. 51, 2007, pp. 1-59.

4. A. Drewnowski, «New metrics of affordable nutrition: Which vegetables provide most nutrients for least cost?», *J Acad Nutr Diet.*, vol. 113, n° 9, 2013, pp. 1182-1187.

5. R. Senthilkumar y K. W. Yeh, «Multiple biological functions of sporamin related to stress tolerance in sweet potato (Ipomoea batatas Lam)», *Biotechnol Adv.*, vol. 30, n° 6, 2012, pp. 1309-1317.

6. P. G. Li, T. H. Mu y L. Deng, «Anticancer effects of sweet potato protein on human colorectal cancer cells», *World J Gastroenterol.*, vol. 19, n° 12, 2013, pp. 3300-3308.

7. J. Yao y C. Qian, «Sporamin induce apoptosis in human tongue carcinoma cells by down-regulating Akt/GSK-3 signaling», *Fundam Clin Pharmacol.*, vol. 25, n° 2, 2011, pp. 229-236.

8. C. M. Donado-Pestana, J. M. Salgado, A. de Oliveira Rios, P. R. dos Santos y A. Jablonski, «Stability of carotenoids, total phenolics and in vitro antioxidant capacity in the thermal processing of orange-fleshed sweet potato (Ipomoea batatas Lam.) Cultivars grown in Brazil» *Plant Foods Hum Nutr.*, vol. 67, n° 3, 2012, pp. 262-270.

9. G. A. Tumuhimbise, A. Namutebi y J. H. Muyonga, «Microstructure and in vitro beta carotene bioaccessibility of heat processed orange fleshed sweet potato», *Plant Foods Hum Nutr.*, vol. 64, n° 4, 2009, pp. 312-318.

10. M. A. Ameny y P. W. Wilson, «Relationship between Hunter Color Values and b-Carotene Contents in White-Fleshed African Sweet potatoes (Ipomoea batatas Lam)», *J Sci Food Agric.*, vol. 73, 1997, pp. 301-306.

11. C. Dincer, M. Karaoglan, F. Erden, N. Tetik, A. Topuz y F. Ozdemir, «Effects of baking and boiling on the nutritional and antioxidant properties of sweet potato [Ipomoea batatas (L.) Lam.]», *Cultivars. Plant Foods Hum Nutr.*, vol. 66, n° 4, 2011, pp. 341-347.

12. P. K. Lim, S. Jinap, M. Sanny, C. P. Tan y A. Khatib, «The influence of deep frying using various vegetable oils on acrylamide formation in sweet potato (Ipomoea batatas L. Lam) chips», *J. Food Sci.*, vol. 79, n° 1, 2014, pp. T115-T121.

13. M. S. Padda y D. H. Picha, «Phenolic composition and antioxidant capacity of different heat-processed forms of sweetpotato cv. 'Beauregard'», *Int J Food Sci Tech.*, vol. 43, n° 8, 2008, pp. 1404-1409.

69. El cacahuate es malo y engorda

1. S.S. Arya, A.R. Salve y S. Chauhan, «Peanuts as functional food: a review», *J Food Sci Technol.*, vol. 53, n° 1, 2016, pp. 31-41.

2. C.M. Alper y R.D. Mattes, «Effects of chronic peanut consumption on energy balance and hedonics», *Int. J. Obes. Relat. Metab. Disord.*, vol. 26, 2002, pp. 1129-1137.

3. R.D. Mattes, P.M. Kris-Etherton y G.D. Foster, «Impact of peanuts and tree nuts on body weight and healthy weight loss in adults», *J Nutr.*, vol. 138, 2008, pp. 1741S–1745S.

4. J.P. Moreno, C.A. Johnston, A.A. El-Mubasher, M.A. Papaioannou, C. Tyler, M. Gee *et al.*, «Peanut consumption in adolescents is associated with improved weight status», *Nutr Res.*, vol. 33, n° 7, 2013, pp. 552-556.

5. R. Jiang, J.E. Manson, M.J. Stampfer, S. Liu, W.C.. Willett y F.B. Hu, «Nut and Peanut Butter Consumption and Risk of Type 2 Diabetes in Women», *JAMA*, vol. 288, n° 20, 2002, pp. 2554-2560.

6. J.J. Stamps, L.M. Bartoshuk y K.M. Heilman, «A brief olfactory test for Alzheimer's disease», *J Neurol Sci.*, vol. 333, n° 1-2, 2013, pp. 19-24.

7. E. Roberts, «Alzheimer's disease may begin in the nose and may be caused by aluminosilicates», *Neurobiol Aging.*, vol. 7, n° 6, 1986, pp. 561-567.

70. El jamón de pavo es más sanito

1. F. Jiménez-Colmenero, J. Ventanas y F. Toldrá, «Nutritional composition of dry-cured ham and its role in a healthy diet», *Meat Sci.*, vol. 84, 2010, pp. 585-593.

2. F. Qian, M. C. Riddle, J. Wylie-Rosett y F. B. Hu, «Red and Processed Meats and Health Risks: How Strong Is the Evidence?», *Diabetes Care*, vol. 43, n° 2, 2020, pp. 265-271.

3. S.K. Clinton, E. L. Giovannucci y S. D. Hursting, «The World Cancer Research Fund/American Institute for Cancer Research Third Expert Report on Diet, Nutrition, Physical Activity, and Cancer: Impact and Future Directions», *J Nutr.*, 2019.

4. V. Bouvard *et al.*, «International Agency for Research on Cancer Monograph Working Group. Carcinogenicity of consumption of red and processed meat», *Lancet Oncol.*, vol. 16, 2015, pp. 1599-1600.

71. El café y el té inhiben la absorción de todo el hierro

1. A.M. Prentice, Y.A. Mendoza, D. Pereira *et al.*, «Dietary strategies for improving iron status: balancing safety and efficacy», *Nutr Rev.*, vol. 75, n° 1, 2017, pp. 49-60.

72. Un Chamyto al día porque es weno

1. Nestlé. *Ingredientes Chamyto Frutilla.* Disponible en: <https://www.nestle-contigo.cl/productos/lacteos-refrigerados/shot/chamytor-frutilla-6-x-80-ml>

2. B. Misselwitz, M. Butter, K. Verbeke y M.R. Fox, «Update on lactose malabsorption and intolerance: pathogenesis, diagnosis and clinical management», *Gut*, vol. 68, n°11, 2019, pp. 2080-2091.

3. R.M. Gotteland, D. Garrido, y S. Cruchet, «Regulación de la microbiota intestinal en voluntarios sanos mediante el consumo de un producto probiótico *Lactobacillus johnsonii* La1», *Revista Chilena de Nutrición*, vol. 33, n° 2, 2006, pp. 198-203.

4. R. Sender, S. Fuchs y R. Milo, «Revised Estimates for the Number of Human and Bacteria Cells in the Body», *PLoS Biol.*, vol. 14, n° 8, 2016.

5. A.S. Wilson, K.R. Koller, M.C. Ramaboli *et al.*, «Diet and the Human Gut Microbiome: An International Review», *Dig Dis Sci.*, vol. 65, 2020, pp. 723-740.

6. R. Johnson *et al.*, «Dietary sugars intake and cardiovascular health a scientific statement from the American Heart Association (AHA)», *Circulation*, n° 120, 2009, pp. 1011-1020.

73. La sandía es puro carbo y da diabetes

1. J.E. Gangwisch, L. Hale, L. Garcia *et al.*, «High glycemic index diet as a risk factor for depression: analyses from the Women's Health Initiative», *Am J Clin Nutr.*, vol. 102, n° 2, 2015, pp. 454-463.

2. A. Naz, M.S. Butt, M.T. Sultan, M.M. Qayyum y R.S. Niaz, «Watermelon lycopene and allied health claims», *EXCLI J.*, vol. 13, 2014, pp. 650-660.

3. T. Lum, M. Connolly, A. Marx *et al.*, «Effects of Fresh Watermelon Consumption on the Acute Satiety Response and Cardiometabolic Risk Factors in Overweight and Obese Adults», *Nutrients*, vol. 11, n° 3, 2019, p. 595.

4. T.D. Allerton, D.N. Proctor, J.M. Stephens, T.R. Dugas, G. Spielmann y B.A. Irving, «l-Citrulline Supplementation: Impact on Cardiometabolic Health», *Nutrients*, vol. 10, n° 7, 2018, p. 921.

5. L. Cormio, M. De Siati, F. Lorusso, O. Selvaggio, L. Mirabella, F. Sanguedolce, G. Carrieri, «Oral L-citrulline supplementation improves erection hardness in men with mild erectile dysfunction», *Urology*, vol. 77, n° 1, 2011, pp. 119-122.

74. Sopita de arroz con pollo si estás enfermo de la panza

1. A. Guarino, S. Guandalini y A. Lo Vecchio, «Probiotics for Prevention and Treatment of Diarrhea», *J. Clin. Gastroenterol.*, vol. 49, n° 1, 2015, pp. S37–S45.

2. D. Dhingra, M. Michael, H. Rajput y R.T. Patil, «Dietary fibre in foods: a review», *J Food Sci Technol.*, vol. 49, n° 3, 2012, pp. 255-266.

3. K.R. Duncanson, N.J. Talley, M.M. Walker y T.L. Burrows, «Food and functional dyspepsia: a systematic review», *J Hum Nutr Diet.*, vol. 31, 2018, pp. 390-407.

4. U. Volta, M.I. Pinto-Sanchez, E. Boschetti, G. Caio, R. De Giorgio, E.F. Verdu, «Dietary Triggers in Irritable Bowel Syndrome: Is There a Role for Gluten?», *J Neurogastroenterol Motil.*, vol. 22, n° 4, 2016, pp. 547-557.

5. S.V. Generoso, P.C. Lages y M.I. Correia, «Fiber, prebiotics, and diarrhea: What, why, when and how», *Curr. Opin. Clin. Nutr. Metab. Care*, vol. 19, 2016, pp. 388-393.

6. M.S. Riddle, H. DuPont y B.A. Connor, «ACG Clinical Guideline: diagnosis, treatment, and prevention of acute diarrheal infections in adults», *Am J Gastroenterol.*, vol. 111, n° 5, 2016, pp. 602-622.

75. Lavar el arroz pa sacarle el almidón

1. E. A. Hu, A. Pan, V. Malik y Q. Sun, «White rice consumption and risk of type 2 diabetes: meta-analysis and systematic review», *BMJ*, 2012.

2. Q. Sun, D. Spiegelman, R. M. van Dam, M. D. Holmes, V. S. Malik, W. C. Willett y F. B. Hu, «White rice, brown rice, and risk of type 2 diabetes in US men and women», *Arch Intern Med.*, vol. 170, n° 11, 2010, pp. 961-969.

3. L. N. Panlasigui y L. U. Thompson, «Blood glucose lowering effects of brown rice in normal and diabetic subjects», *Int J Food Sci Nutr.*, vol. 57, n° 3-4, 2006, pp. 151-158.

4.   M. Shimabukuro, M. Higa, R. Kinjo, K. Yamakawa, H. Tanaka, C. Kozu-ka, K. Yabiku, S. Taira, M. Sata y H. Masuzaki, «Effects of the brown rice diet on visceral obesity and endothelial function: the BRAVO study», *Br J Nutr.*, vol. 111, n° 2, 2014, pp. 310-320.

5.   M. Kazemzadeh, S. M. Safavi, S. Nematollahi y Z. Nourieh, «Effect of Brown Rice Consumption on Inflammatory Marker and Cardiovascular Risk Factors among Overweight and Obese Non-menopausal Female Adults», *Int J Prev Med.*, vol. 5, n° 4, 2014, pp. 478-488.

6.   B. Wang, R. Medapalli, X. Jin, C. Weijingi, C. Xue, J. C. He y J. Uribarr, «Effects of a whole rice diet on metabolic parameters and inflammatory markers in prediabetes», *Clinical Nutrition ESPEN*, vol. 8, n° 1, 2013, pp. e15–e20.

7.   W. Yang, J. Lu, J. Weng, W. Jia, L. Ji, J. Xiao, Z. Shan, J. Liu, H. Tian, Q. Ji, D. Zhu, J. Ge, L. Lin, L. Chen, X. Guo, Z. Zhao, Q. Li, Z. Zhou, G. Shan y J. He, «China National Diabetes and Metabolic Disorders Study Group. Prevalence of diabetes among men and women in China», *N Engl J Med.*, vol. 362, n° 12, 2010, pp. 1090-1101.

8.   A Goto, M. Goto, M. Noda y S. Tsugane, «Incidence of type 2 diabetes in Japan: a systematic review and meta-analysis», *PLoS Oné*, vol. 8, n° 9.

9.   M. Ng, T. Fleming, M. Robinson, B. Thomson, N. Graetz, C. Margono, E. C. Mullany, S. Biryukov y otros, «Global, regional, and national prevalence of overweight and obesity in children and adults during 1980-2013: a systematic analysis for the Global Burden of Disease Study 2013», *Lancet*, vol. 384, n° 9945, 2014, pp. 766-781.

10. F. Wu, H. Narimatsu, X. Li *et al.*, «Non-communicable diseases control in China and Japan», *Global Health*, vol. 13, n° 1, 2017, p. 91.

11. H. Li, B. Oldenburg, C. Chamberlain, A. O'Neil, B. Xue, D. Jolley, R. Hall, Z. Dong y Guo, «Diabetes prevalence and determinants in adults in China mainland from 2000 to 2010: a systematic review», *Diabetes Res. Clin Pract.*, vol. 98, n° 2, 2012, pp. 226-235.

12. M. C. Gulliford, E. J. Bicknell y J. H. Scarpello, «Differential effect of protein and fat ingestion on blood glucose responses to high- and low-glycemic-index carbohydrates in noninsulin-dependent diabetic subjects», *Am J Clin Nutr.*, vol. 50, n° 4, 1989, pp. 773-777.

13. F. Q. Nuttall, A. D. mooradian, M. C. Gannon, C. Billington y P. Krezowski, «Effect of protein ingestion on the glucose and insulin response to a standardized oral glucose load», *Diabetes Care*, vol. 7, n° 5, 1984, pp. 465-470.

14. D. Srinivasa, A. Raman, P. Meena, G. Chitale, A, Marwaha y K.J. Jainani, «Glycaemic index (GI) of an Indian branded thermally treated basmati rice variety: a multi centric study», *J Assoc Phys India*, vol. 61, 2013, pp. 716-720.

15. P. Bhattacharjee *et al.*, «Basmati rice: A review», *International Journal of Food Science & Technology*, vol. 37, n° 1, 2012, pp. 1-12.

76. El limón adelgaza la sangre

1. D. Ballot, R.D. Baynes, T.H. Bothwell, M. Gillooly, B.J. MacFarlane, A.P. MacPhail, G. Lyons, D.P. Derman, W.R. Bezwoda, J.D. Torrance *et al.*, «The effects of fruit juices and fruits on the absorption of iron from a rice meal», *Br. J. Nutr.*, vol. 57, 1987, pp. 331-343.
2. C. Ekpenyong *et al.*, «Bioactive Natural Constituents from Lemongrass Tea and Erythropoiesis Boosting Effects: Potential Use in Prevention and Treatment of Anemia», *Journal of Medicinal Food*, vol. 18, n° 1, 2015, pp. 118-127.

   R.A. Alzaheb y O. Al-Amer, «The Prevalence of Iron Deficiency Anemia and its Associated Risk Factors Among a Sample of Female University Students in Tabuk, Saudi Arabia», *Clin Med Insights Womens Health*, vol. 10, 2017.

77. La pepas del tomate dan cáncer

1. V. Kumar *et al.* «A Systematic Review on Lycopene and its Beneficial Effects», *Biomed Pharmacol J.*, vol. 10, n° 4, 2017.
2. N.Z. Unlu, T. Bohn, D.M. Francis, H.N. Nagaraja *et al.*, «Lycopene from heat-induced cis-isomer-rich tomato sauce is more bioavailable than from all-trans-rich tomato sauce in human subjects», *Br J Nutr.*, vol. 98, 2007, pp. 140-146.
3. J. Talvas, C. Caris-Veyrat, L. Guy, M. Rambeau, B. Lyan, R. Minet-Quinard, J.M. Lobaccaro, M.P. Vasson, S. Georgé, A. Mazur y E. Rock, «Differential effects of lycopene consumed in tomato paste and lycopene in the form of a purified extract on target genes of cancer prostatic cells», *Am J Clin Nutr.*, vol. 91, n° 6, 2010, pp. 1716-1724.
4. P. Bowen, L. Chen, M. Stacewicz-Sapuntzakis, C. Duncan, R. Sharifi, L. Ghosh, H.S. Kim, K. Christov-Tzelkov y R. van Breemen, «Tomato sauce supplementation and prostate cancer: lycopene accumulation and modulation of biomarkers of carcinogenesis», *Exp Biol Med (Maywood)*, vol. 227, n° 10, 2002, pp. 886-893.
5. L. Chen, M. Stacewicz-Sapuntzakis, C. Duncan, R. Sharifi, L. Ghosh, R. van Breemen, D. Ashton y P.E. Bowen, «Oxidative DNA damage in prostate cancer patients consuming tomato sauce-based entrees as a whole-food intervention», *J Natl Cancer Inst.*, vol. 93, n° 24, 2001, pp. 1872-1879.

6. A. Sapone, D. Canistro, S. Melega, R. Moles, F. Vivarelli y M. Paolini, «On enzyme-based anticancer molecular dietary manipulations», *J Biomed Biotechnol.*, 2012.

7. W.J. Craig, «Phytochemicals: guardians of our health», *J. Am. Diet. Assoc.*, vol. 97, 1997, pp. S199-204.

8. G.M. Lowe, L.A. Booth, A.J. Young y R.F. Bilton, «Lycopene and beta-carotene protect against oxidative damage in HT29 cells at low concentrations but rapidly lose this capacity at higher doses», *Free Radic Res.*, vol. 30, n° 2, 1999, pp. 141-151.

78. El jengibre aumenta la presión

1. Y. A. Mohd Yusof, «Gingerol and Its Role in Chronic Diseases», *Adv Exp Med Biol.*, vol. 929, 2016, pp. 77-207.

2. M. Nikkhah Bodagh, I. Maleki y A. Hekmatdoost, «Ginger in gastrointestinal disorders: A systematic review of clinical trials», *Food Sci Nutr.*, vol. 7, n° 1, 2018, pp. 96-108.

3. Y. Wang, H. Yu, X. Zhang *et al.*, «Evaluation of daily ginger consumption for the prevention of chronic diseases in adults: a cross-sectional study», *Nutrition*, vol. 36, 2017, pp. 79-84.

4. D. Arnett *et al.*, «2019 ACC/AHA Guideline on the Primary Prevention of Cardiovascular Disease», *J Am Coll Cardiol.*, vol. 74, n° 10, 2019, pp. e177-e232.

5. H. Hasani *et al.*, «Does ginger supplementation lower blood pressure? A systematic review and meta-analysis of clinical trials», *Phytother. Res.*, vol. 33, 2019, pp. 1639-1647.

6. M. Torabi *et al.*, «The Effect of Zingiber officinale (ginger) on Hypertension; a systematic review of eandomised controlled trials», *BMJ Open*, vol. 7, n° 1, 2017.

7. Q.Q. Mao, X.Y. Xu, S.Y. Cao *et al.*, «Bioactive Compounds and Bioactivities of Ginger (Zingiber officinale Roscoe)», *Foods*, vol. 8, n° 6, 2019, p. 185.

8. M. Rahimlou, Z. Yari, A. Hekmatdoost, S.M. Alavian, S.A. Keshavarz, «Ginger Supplementation in Nonalcoholic Fatty Liver Disease: A Randomized, Double-Blind, Placebo-Controlled Pilot Study», *Hepat Mon.*, vol. 16, n° 1, 2016.

79. Tomar jugo de apio pa sanarte de todo y desintoxicarte

1. A. William, *Medical Medium: Secrets Behind Chronic and Mystery Illness and How to Finally Heal*, California, USA. Hay House Inc., 2015.

2.   A. William, *Medical Medium Celery Juice: The Most Powerful Medicine of Our Time Healing Millions Worldwide*, California, USA. Hay House Inc., 2019.

3.   W. Kooti y N. Daraei, «A Review of the Antioxidant Activity of Celery (Apium graveolens L)», *J Evid Based Complementary Altern Med.*, vol. 22, n° 4, 2017, pp. 1029-1034.

4.   A. William, *24-May-2018. Medical Medium Blog: Celery Juice.* Disponible en: <https://www.medicalmedium.com/blog/celery-juice.>

5.   E. Kedar y P. A. Simkin, «A perspective on diet and gout», *Adv Chronic Kidney Dis.*, vol. 19, n° 6, 2012, pp. 392-397.

6.   G. Biesiada, J. Czepiel, M.R. Leśniak, A. Garlicki y T. Mach, «Lyme disease: review», *Arch Med Sci.*, vol. 8, n° 6, 2012, pp. 978-982.

7.   A. William, 01-March-2018. Medical Medium Blog: Autoinmune Answers. Disponible en: <https://www.medicalmedium.com/blog/autoimmune-answers>

8.   M.K. Smatti, D.W. Al-Sadeq, N.H. Ali, G. Pintus, H. Abou-Saleh y G.K. Nasrallah, «Epstein-Barr Virus Epidemiology, Serology, and Genetic Variability of LMP-1 Oncogene Among Healthy Population: An Update», *Front Oncol.*, vol. 8, 2018, p. 211.

80. El aceite de coco es milagroso

1.   L. Eyres, M.F. Eyres, A. Chisholm y R.C. Brown, «Coconut oil consumption and cardiovascular risk factors in humans», *Nutr Rev.*, vol. 74, n° 4, 2016, pp. 267-280.

2.   A.M. Freeman, P.B. Morris, N. Barnard, C.B. Esselstyn, E. Ros, A, Agatston, S. Devries, J. O'Keefe, M. Miller, D. Ornish, K. Williams, P. Kris-Etherton, «Trending Cardiovascular Nutrition Controversies», *J Am Coll Cardiol.*, vol. 69, n° 9, 2017, pp. 1172-1187.

3.   C. Cox, W. Sutherland, J. Mann, S. de Jong, A. Chisholm y M. Skeaff, «Effects of dietary coconut oil, butter and safflower oil on plasma lipids, lipoproteins and lathosterol levels», *Eur J Clin Nutr.*, vol. 52, n°9, 1998, pp. 650-654.

4.   D.A. Cardoso, A.S. Moreira, G.M. De oliveira, R. Raggio luiz, G. Rosa, *«A* coconut extra virgin oil-rich diet increases HDL cholesterol and decreases waist circumference and body mass in coronary artery disease patients», *Nutrición Hospitalaria*, vol. 32, n° 5, 2015, pp. 2144-2152.

5.   W. März, M.E. Kleber, H. Scharnagl *et al.*, «HDL cholesterol: reappraisal of its clinical relevance», *Clin Res Cardiol.*, vol. 106, n° 9, 2017, pp. 663-675.

6. M.L. Assunção, H.S. Ferreira, A.F. Dos santos, C.R. Cabral y T.M. Florêncio, «Effects of dietary coconut oil on the biochemical and anthropometric profiles of women presenting abdominal obesity», *Lipids*, vol. 44, n° 7, 2009, pp. 593-601.

7. M. Harris, A. Hutchins y L. Fryda, «The Impact of Virgin Coconut Oil and High-Oleic Safflower Oil on Body Composition, Lipids, and Inflammatory Markers in Postmenopausal Women», *J Med Food*, vol. 20, n° 4, 2017, pp. 345-351.

8. P.L. Zock, W.A. Blom, J.A. Nettleton y G. Hornstra, «Progressing Insights into the Role of Dietary Fats in the Prevention of Cardiovascular Disease», *Curr Cardiol Rep.*, vol. 18, n° 11, 2016, p. 111.

9. S. Lindeberg y B. Lundh, «Apparent absence of stroke and ischaemic heart disease in a traditional Melanesian island: a clinical study in Kitava», *J Intern Med.*, vol. 233, n° 3, 1993, pp. 269-275.

10. S. T. Henderson, J. L. Vogel, L. J. Barr, F. Garvin, J. J. Jones y L. C. Costantini, «Study of the ketogenic agent AC-1202 in mild to moderate Alzheimer's disease: A randomized, double-blind, placebo-controlled, multicenter trial», *Nutr Metab.* (Lond), vol. 6, 2009, p. 31

11. S. A. Vieira, D. J. McClements y E. A. Decker, «Challenges of Utilizing Healthy Fats in Foods», *Advances in Nutrition*, vol. 6, n° 3, 2015, pp. 309S–317S.

12. V.M. Verallo-Rowell, K.M. Dillague y B.S. Syah-Tjundawan, «Novel antibacterial and emollient effects of coconut and virgin olive oils in adult atopic dermatitis», *Dermatitis*, vol. 19, n° 6, 2008, pp. 308-315.

13. A.L. Agero y V.M. Verallo-Rowell, «A randomized double-blind controlled trial comparing extra virgin coconut oil with mineral oil as a moisturizer for mild to moderate xerosis», *Dermatitis*, vol. 15, n° 3, 2004, pp. 109-116.

S. Tuminah y M. Sihombing, «Frequent coconut milk intake increases the risk of vascular disease in adults», *Universa Medicina*, vol. 34, n° 2, 2015.

81. Comer plátano si te dan calambres

1. T.M. Miller y R.B., «Layzer Muscle cramps», *Muscle Nerve.*, vol. 32, 2005, pp. 431-442.

2. M. Swash, «Muscular cramp: causes and management (Review Article)», *Muscle Nerve*, vol. 32, n° 4, 2005, pp. 431-42

3. P. Whelton, «Sodium and Potassium Intake in US Adults», *Circulation*, vol. 137, 2018, pp. 247-249.

4. L. D'Elia, G. Barba, F.P. Cappuccio y P. Strazzullo, «Potassium intake, stroke, and cardiovascular disease a meta-analysis of prospective studies», *J Am Coll Cardiol.*, vol. 57, n° 10, 2011, pp. 1210-1219.

5. US Department of Agriculture. *USDA National Nutrient Database for Standard Reference.* 2020.

82. Las semillas producen divertículos

1. J. Y. Wick, «Diverticular disease: eat your fiber!», *Consult Pharm.*, vol. 27, n° 9, 2012, pp. 613-618.

2. M. Rezapour, S. Ali y N. Stollman, «Diverticular Disease: An Update on Pathogenesis and Management», *Gut Liver*, vol. 12, n° 2, 2018, pp. 125-132.

3. J. Chapman, M. Davies, B. Wolff, E. Dozois, D. Tessier, J. Harrington y D. Larson, «Complicated diverticulitis: is it time to rethink the rules?», *Ann Surg.*, vol. 242, n° 4, 2005, pp. 576-581.

4. J. Y. Wick, «Diverticular disease: eat your fiber!», *Consult Pharm.*, vol. 27, n° 9, 2012, pp. 613-618.

5. N. S. Painter y D. P. Burkitt, «Diverticular disease of the colon: a deficiency disease of Western civilization», *Br Med J.*, vol. 2, n° 5759, 1971, pp. 450-454.

6. D. P. Burkitt, J. L. Clements Jr y S. B. Eaton, «Prevalence of diverticular disease, hiatus hernia, and pelvic phleboliths in black and white Americans», *Lancet*, vol. 2, n° 8460, 1985, pp. 880-881.

7. A. F. Peery, R. S. Sandler, D. J. Ahnen, J. A. Galanko, A. N. Holm, A. Shaukat, L. A. Mott, E. L. Barry, D. A. Fried y J. A. Baron, «Constipation and a low-fiber diet are not associated with diverticulosis», *Clin Gastroenterol Hepatol.*, vol. 11, n° 12, 2013, pp. 1622-1627.

8. F. L. Crowe, P. N. Appleby, N. E. Allen y T. J. Key, «Diet and risk of diverticular disease in Oxford cohort of European Prospective Investigation into Cancer and Nutrition (EPIC): prospective study of British vegetarians and non-vegetarians», *BMJ*, vol. 343, 2011.

9. W. Marcason, «What is the latest research regarding the avoidance of nuts, seeds, corn, and popcorn in diverticular disease?», *J Am Diet Assoc.*, vol. 108, n° 11, 2008, p. 1956.

83. El kéfir solo funciona con leche de vaca

1. M.R. Prado, L.M. Blandón, L.P. Vandenberghe *et al.*, «Milk kefir: composition, microbial cultures, biological activities, and related products», *Front Microbiol.*, vol. 6, 2015, p. 1177.

85. Pastillas «naturales» pa quemar grasa

1. D.M. Marcus, «Dietary supplements: What's in a name? What's in the bottle?», *Drug Test Anal.*, vol. 8, n° 3-4, 2016, pp. 410-412.
2. B. Ozdemir, I. Sahin, H. Kapucu *et al.*, «How safe is the use of herbal weight-loss products sold over the internet?», *Hum Exp Toxicol.*, vol. 32, n° 1, 2013, pp. 101-106.
3. R. Hachem, G. Assemat, N. Martins *et al.*, «Proton NMR for detection, identification and quantification of adulterants in 160 herbal food supplements marketed for weight loss», *J Pharm Biomed Anal.*, vol. 124, 2016, pp. 34-47.
4. A.P. Moreira, M.J. Motta, T.R. Dal molin, C. Viana y L.M. De carvalho, «Determination of diuretics and laxatives as adulterants in herbal formulations for weight loss», *Food Addit Contam Part A Chem Anal Control Expo Risk Assess.*, vol. 30, n° 7, 2013, pp. 1230-1237.
5. S.G. Newmaster, M. Grguric, D. Shanmughanandhan, S. Ramalingam, S. Ragupathy, «DNA barcoding detects contamination and substitution in North American herbal products», *BMC Med.*, vol. 11, 2013, p. 222.
6. A. O'Connor, «New York attorney general targets supplements at major retailers», *The New York Times*, 3 de febrero de 2015.
7. N.M. Mathews, «Prohibited Contaminants in Dietary Supplements», *Sports Health*, vol. 10, n° 1, 2018, pp. 19-30.
8. P.A. Cohen, G. Maller, R. Desouza y J. Neal-kababick, «Presence of banned drugs in dietary supplements following FDA recalls», *JAMA*, vol. 312, n° 16, 2014, pp. 1691-1693.
9. H. Gibson-Moore, «Do slimming supplements work?», *Nutr Bull.*, vol. 34, n° 4, 2010, pp. 300-303.
10. I.J. Onakpoya, B. Wider, M.H. Pittler y E. Ernst, «Food supplements for body weight reduction: a systematic review of systematic reviews», *Obesity* (Silver Spring), vol. 19, n° 2, 2011, pp. 239-244.
11. K. Poddar, S. Kolge, L. Bezman, G.E. Mullin y L.J. Cheskin, «Nutraceutical supplements for weight loss: a systematic review», *Nutr Clin Pract.*, vol. 26, n° 5, 2011, pp. 539-552.

86. Comer tomate aumentará tu ácido úrico

1. R.M. Hafez, T.M. Abdel-Rahman y R.M. Naguib, «Uric acid in plants and microorganisms: Biological applications and genetics - A review», *J Adv Res.*, vol. 8, n° 5, 2017, pp. 475-486.
2. E. Kedar y P. A. Simkin, «A perspective on diet and gout», *Adv Chronic Kidney Dis.*, vol. 19, n° 6, 2012, pp. 392-397.

3. T.J. Major, R.K. Topless, N. Dalbeth y T.R. Merriman, «Evaluation of the diet wide contribution to serum urate levels: meta-analysis of population based cohorts», *BMJ*, vol. 363, 2018.

4. K. D. Torralba, E. De Jesus y S. Rachabattula, «The interplay between diet, urate transporters and the risk for gout and hyperuricemia: current and future directions», *Int J Rheum Dis.*, vol. 15, n° 6, 2012, pp. 499-506.

5. H. K. Choi, K. Atkinson, E. W. Karlson, W. Willett y G. Curhan, «Purine-Rich Foods, Dairy and Protein Intake, and the Risk of Gout in Men», *N Engl J Med.*, vol. 350, n° 11, 2004, pp. 1093-103.

6. Z. M. Liu, C. S. Ho, Y. M. Chen y J. Woo, «Can soy intake affect serum uric acid level? Pooled analysis from two 6-month randomized controlled trials among Chinese postmenopausal women with prediabetes or prehypertension», *Eur J Nutr.*, vol. 54, n° 1, 2015, pp. 51-58.

7. M. Zhang, H. Chang, Y. Gao, X. Wang, W. Xu, D. Liu, G. Li y G. Huang, «Major dietary patterns and risk of asymptomatic hyperuricemia in Chinese adults», *J Nutr Sci Vitaminol* (Tokyo), vol. 58, n° 5, 2012, pp. 339-345.

8. R. Siener y A. Hesse, «The effect of a vegetarian and different omnivorous diets on urinary risk factors for uric acid stone formation», *Eur J Nutr.*, vol. 42, n°6, 2003, pp. 332-337.

9. H. K. Choi, K. Atknson, E. W. Karlson, W. Willett y G. Curhan, «Alcohol intake and risk of incident gout in men: a prospective study», *Lancet*, vol. 363, n° 9417, 2004, pp. 1277-1281.

87. No comas espinaca porque tiene oxalatos

1. S.C. Morrison y G.P. Savage, «Oxalates», *Encyclopedia of Food Sciences and Nutrition* (Second Edition), 2003, pp. 4282-4287.

2. C.M. Weaver y K.L. Plawecki, «Dietary calcium: adequacy of a vegetarian diet», *Am J Clin Nutr.*, vol. 59, n° 5, 1994, pp. 1238S-1241S.

3. T.C. Mosha, H.E. Gaga, R.D. Pace, H.S. Laswai y K. Mtebe, «Effect of blanching on the content of antinutritional factors in selected vegetables», *Plant Foods Hum Nutr.*, vol. 47, n° 4, 1995, pp. 361-367.

4. G. Gonzalez, «Litiasis renal: estudio y manejo endocrinológico», *Rev. Med. Clin. Condes*, vol. 24, n° 5, 2013, pp. 798-803.

5. M.D. Sorensen, R.S. Hsi, T. Chi *et al.*, «Dietary intake of fiber, fruit and vegetables decreases the risk of incident kidney stones in women: a Women's Health Initiative report», *J Urol.*, vol. 192, n° 6, 2014, pp. 1694-1699.

6. «The kidney stone diet: Not as restrictive as you may think», *Harvard Health Letter*, noviembre de 2019. Disponible en: <https://www.health.harvard.edu/staying-healthy/the-kidney-stone-diet-not-as-restrictive-as-you-may-think.>.

7. T. Meschi, U. Maggiore, E. Fiaccadori *et al.*, «The effect of fruits and vegetables on urinary stone risk factors», *Kidney Int.*, vol. 66, n° 6, 2004, pp. 2402-2410.

8. B.W. Turney, P.N. Appleby, J.M. Reynard, J.G. Noble, T.J. Key y N.E. Allen, «Diet and risk of kidney stones in the Oxford cohort of the European Prospective Investigation into Cancer and Nutrition (EPIC)», *Eur J Epidemiol.*, vol. 29, n° 5, 2014, pp. 363-369.

9. L. Borghi, T. Schianchi, T. Meschi *et al.*, «Comparison of two diets for the prevention of recurrent stones in idiopathic hypercalciuria», N Engl J Med., vol. 346, n° 2, 2002, pp. 77-84.

88. Cloruro de magnesio pa curar enfermedades

1. A.M. Al Alawi, S.W. Majoni y H. Falhammar, «Magnesium and Human Health: Perspectives and Research Directions», *Int J Endocrinol.*, 2018.

89. Hay que comer «superalimentos» pa ser sano

1. J.J. Van den Driessche, J. Plat y R.P. Mensink, «Effects of superfoods on risk factors of metabolic syndrome: a systematic review of human intervention trials», *Food Funct.*, vol. 9, 2018, pp. 1944-1966.

2. NA. *Dietary Guidelines for Americans 2010.* U.S. Department of Agriculture and Health and Human Resources.

3. NA. *Report of the Dietary Guidelines Advisory Committee on the Dietary Guidelines for Americans, 2010.* Committee of Agricultural Service.

4. P. Clarys, P. Deriemaeker, I. Huybrechts, M. Hebbelinck y P. Mullie, «Dietary pattern analysis: a comparison between matched vegetarian and omnivorous subject», *Nutr J.*, vol. 12, 2013, p. 82.

5. P. Clarys, T. Deliens, I. Huybrechts, P. Deriemaeker, B. Vanaelst, W. De Keyzer, M. Hebbelinck, y P. Mullie, «Comparison of Nutritional Quality of the Vegan, Vegetarian, Semi-Vegetarian, Pesco-Vegetarian and Omnivorous Diet.», *Nutrients*, vol. 6, n° 3, 2014, pp. 1318-1332.

90. Una copita de vino al día porque es buena

1. J. Connor, «Alcohol consumption as a cause of cancer», *Addiction*, vol. 112, n° 2, 2017, pp. 222-228.

2. V. Bagnardi, M. Blangiardo, C. La Vecchia y G. Corrao, «Alcohol consumption and the risk of cancer: a meta-analysis», *Alcohol Res Health*, vol. 25, n° 4, 2001, pp. 263-270.

3. V. Bagnardi, M. Rota, E. Botteri *et al.*, «Alcohol consumption and site-specific cancer risk: a comprehensive dose-response meta-analysis», *Br J Cancer*, vol. 112, n° 3, 2015, pp. 580-593.

4. K.D. Shield, I. Soerjomataram y J. Rehm, «Alcohol use and breast cancer: a critical review», *Alcohol Clin Exp Res.*, vol. 40, n° 6, 2016, pp.1166-1181.

5. D.Sellman, «Ten things the alcohol industry won't tell you about alcohol», *Drug Alcohol Rev.*, vol. 29, n° 3, 2010, pp. 301-303.

6. M. Petticrew, N. Maani Hessari, C. Knai y E. Weiderpass, «How alcohol industry organisations mislead the public about alcohol and cancer», *Drug Alcohol Rev.*, 2017.

7. T. Slevin y T. Chikritzhs, «Why is alcohol cancer's best-kept secret?», *Addiction*, vol. 112, n° 2, 2017, pp. 229-230.

8. B. Xi, S.P. Veeranki, M. Zhao, C. Ma, Y. Yan y J. Mi, «Relationship of alcohol consumption to all-cause, cardiovascular, and cancer-related mortality in U.S. adults», *J Am Coll Cardiol.*, vol. 70, n° 8, 2017, pp. 913-922.

9. T. Stockwell, J. Zhao, S. Panwar, A. Roemer, T. Naimi y T. Chikritzhs, «Do "moderate" drinkers have reduced mortality risk? A systematic review and meta-analysis of alcohol consumption and all-cause mortality», *J Stud Alcohol Drugs*, vol. 77, n° 2, 2016, pp. 185-198.

10. S.E. Brien, P.E. Ronksley, B.J. Turner, K.J. Mukamal y W.A. Ghali, «Effect of alcohol consumption on biological markers associated with risk of coronary heart disease: systematic review and meta-analysis of interventional studies», *BMJ*, vol. 342, 2011.

11. B.F. Voight, G.M. Peloso, M. Orho-Melander *et al.*, «Plasma HDL cholesterol and risk of myocardial infarction: a mendelian randomisation study», *Lancet*, vol. 380, n° 9841, 2012, pp. 572-580.

12. P. Linsel-Nitschke, A. Götz, J. Erdmann *et al.*, «Lifelong reduction of LDL-cholesterol related to a common variant in the LDL-receptor gene decreases the risk of coronary artery disease—a Mendelian Randomisation study», *PLoS ONE*, vol. 3, n° 8, 2008.

13. A.R. Britton, D.E. Grobbee, H.M. Den Ruijter *et al.*, «Alcohol consumption and common carotid intima-media thickness: the USE-IMT Study», *Alcohol Alcohol.*, vol. 52, n° 4, 2017, pp. 483-486.

14. C.B. McFadden, C.M. Brensinger, J.A. Berlin y R.R. Townsend, «Systematic review of the effect of daily alcohol intake on blood pressure», *Am J Hypertens.*, vol. 18, n° 2, pt.1, 2005, pp. 276-286.

15. F. Visioli, «The resveratrol fiasco», *Pharmacol Res.*, vol. 90, 2014, p. 87.

16. S. Weiskirchen y R. Weiskirchen, «Resveratrol: how much wine do you have to drink to stay healthy?», *Adv Nutr.*, vol. 7, n° 4, 2016, pp. 706-718.

17. B. Roehr, «Cardiovascular researcher fabricated data in studies of red wine», *BMJ*, vol. 344, 2012.

18. I. Romieu, P. Ferrari, V. Chajès *et al.*, «Fiber intake modulates the association of alcohol intake with breast cancer», *Int J Cancer*, vol. 140, n° 2, 2017, pp. 316-321.

91. No hacer ejercicio más de tres veces a la semana

1. K.L. Piercy, R.P. Troiano, R.M. Ballard, S.A. Carlson, J.E. Fulton, D.A. Galuska, S.M. George y R.D. Olson, «The Physical Activity Guidelines for Americans», *Jama*, vol. 320, 2018, pp. 2020-2028.

2. Y.C. Wang, K. McPherson, T. Marsh, S.L. Gortmaker y M. Brown, «Health and economic burden of the projected obesity trends in the USA and the UK», *Lancet*, vol. 378, n° 9793, 2011, pp. 815-825.

3. G. Samitz, M. Egger y M. Zwahlen, «Domains of physical activity and all-cause mortality: systematic review and dose-response meta-analysis of cohort studies», *Int J Epidemiol.*, vol. 40, n° 5, 2011, pp. 1382-1400.

92. Dieta del genotipo pa adelgazar

1. J. Wang, B. García-Bailo, D.E. Nielsen y A. El-Sohemy, «ABO genotype, 'blood-type' diet and cardiometabolic risk factors», *PLoS One*, vol. 9, n° 1, 2014.

2. D. Larhammar, «Fakes and Frauds in Commercial Diets», *Scandanavian Journal of Nutrition*, vol. 49, n° 2, 2005, pp. 78-80.

3. L. Cusack, E. De Buck, V. Compernolle y P. Vandekerckhove, «Blood type diets lack supporting evidence: A systematic review», *Am J Clin Nutr.*, vol. 98, n° 1, 2013, pp. 99-104.

93. La dieta cetogénica / *High Fat Low Carb* (HFLC) es súper sana

1. D. Perlmutter, *Grain brain: the surprising truth about wheat, carbs, and sugar—your brain's silent killers*, New York, USA. Little, Brown and Company, 2013.

2. M. Nestle, «Paleolithic diets: a sceptical view», *Nutrition Bulletin*, vol. 25, n° 1, 2000, pp. 43-47.

3. H. Noto, A. Goto, T. Tsujimoto, M. Noda, «Low-carbohydrate diets and all-cause mortality: a systematic review and meta-analysis of observational studies», *PLoS One*, vol. 8, n° 1, 2013.

4. O.E. Owen, A.P. Morgan, H.G. Kemp, J.M. Sullivan, M.G. Herrera, y G.F. Cahill, «Brain metabolism during fasting», *J Clin Invest.*, vol. 46, n° 10, 1967, pp. 1589-1595.

5.   J. T. Brosnan, «Comments on metabolic needs for glucose and the role of gluconeogenesis», *Eur J Clin Nutr.*, vol. 53, n° 1, 1999, p. S107-S111.

6.   R.M. Wilder, «The effect of ketonemia on the course of epilepsy», *Mayo Clin Bull.*, vol. 2, 1921, pp. 307-308.

7.   J.M. Rho, «How does the ketogenic diet induce anti-seizure effects?», *Neurosci Lett.*, vol. 637, 2017, p. 4-10.

8.   J.W. Wheless, «History of the ketogenic diet», *Epilepsia*, vol. 49, n° 8, 2008, pp. 3-5.

9.   E.H. Kossoff, B.A. Zupec-kania, S. Auvin *et al.*, «Optimal clinical management of children receiving dietary therapies for epilepsy: Updated recommendations of the International Ketogenic Diet Study Group», *Epilepsia Open*, vol. 3, n° 2, 2018, pp. 175-192.

10.   R. Dwivedi, B. Ramanujam, P.S. Chandra *et al.*, «Surgery for Drug-Resistant Epilepsy in Children», *N Engl J Med.*, vol. 377, n° 17, 2017, pp. 1639-1647.

11.   J.S. Skyler, G.L. Bakris, E. Bonifacio *et al.*, «Differentiation of Diabetes by Pathophysiology, Natural History, and Prognosis», *Diabetes*, vol. 66, n° 2, 2017, pp. 241-255.

12.   L. McCombie, W. Leslie, R. Taylor, B. Kennon, N. Sattar y M.E.J. Lean, «Beating type 2 diabetes into remission», *BMJ*, vol. 358, 2017, j4030.

13.   H.P. Himsworth, «Dietetic factors influencing the glucose tolerance and the activity of insulin», *J Physiol.* (Lond), vol. 81, n° 1, 1934, pp. 29-48.

14.   G. A. Bray, «Low-carbohydrate diets and realities of weight loss», *JAMA*, vol. 289, n° 14, 2003, pp. 1853-1855.

15.   M.A. Denke, «Metabolic effects of high-protein, low-carbohydrate diets», *Am J Cardiol.*, vol. 88, n° 1, 2001, pp. 59-61.

16.   K.D. Hall, K.Y. Chen, J. Guo *et al.*, «Energy expenditure and body composition changes after an isocaloric ketogenic diet in overweight and obese men», *Am J Clin Nutr.*, vol. 104, n° 2, 2016, pp. 324-33.

17.   K.D. Hall, T. Bemis, R. Brychta *et al.*, «Calorie for Calorie, Dietary Fat Restriction Results in More Body Fat Loss than Carbohydrate Restriction in People with Obesity», *Cell Metab.*, vol. 22, n° 3, 2015, pp. 427-436.

18.   K.D. Hall y J. Guo, «Obesity Energetics: Body Weight Regulation and the Effects of Diet Composition», *Gastroenterology*, vol. 152, n° 7, 2017, pp. 1718-1727.

19.   C. Angeloni, L. Zambonin y S. Hrelia, «Role of methylglyoxal in Alzheimer's disease», *Biomed Res Int.*, 2014.

20.   R.D. Semba, E.J. Nicklett y L. Ferrucci, «Does accumulation of advanced glycation end products contribute to the aging phenotype?», *J Gerontol A Biol Sci Med Sci.*, vol. 65, n° 9, 2010, pp. 963-975.

21. B.G. Beisswenger, E.M. Delucia, N. Lapoint, R.J. Sanford y P.J. Beissw-enger, «Ketosis leads to increased methylglyoxal production on the Atkins diet» *Ann N Y Acad Sci.*, 2005, pp. 201-210.

22. Franz M. J., «Protein and diabetes: much advice, little research», *Curr Diab Rep.*, vol. 2, n° 5, 2002, pp. 457-464.

23. M. Sheikh, M. Chahal, J. Rock-willoughby y B.P. Grubb, «Carbohy-drate-restricted diet and acute coronary syndrome: a case report and re-view of this conflicting and yet unknown association», *Am J Ther.*, vol. 21, n° 2, 2014, pp. e41-44.

24. N. Erickson, A. Boscheri, B. Linke y J. Huebner, «Systematic review: iso-caloric ketogenic dietary regimes for cancer patients», *Med Oncol.*, vol. 34, n° 5, 2017, p. 72.

25. G. Bonuccelli, A. Tsirigos, D. Whitaker-Menezes *et al.*, «Ketones and lactate "fuel" tumor growth and metastasis: Evidence that epithelial can-cer cells use oxidative mitochondrial metabolism», *Cell Cycle*, vol. 9, n° 17, 2010, pp. 3506-3514.

26. U.E. Martinez-Outschoorn, M. Prisco, A. Ertel *et al.*, «Ketones and lac-tate increase cancer cell "stemness," driving recurrence, metastasis and poor clinical outcome in breast cancer: achieving personalized medicine via Metabolo-Genomics», *Cell Cycle*, vol. 10, n° 8, 2011, pp. 1271-1286.

27. D.R. Brenner, N.T. Brockton, J. Kotsopoulos *et al.*, «Breast cancer survival among young women: a review of the role of modifiable lifestyle factors», *Cancer Causes Control*, vol. 27, n° 4, 2016, pp. 459-472.

28. S.F. Brennan, J.V. Woodside, P.M. Lunny, C.R. Cardwell y M.M. Cantwell, «Dietary fat and breast cancer mortality: A systematic re-view and meta-analysis», *Crit Rev Food Sci Nutr.*, vol. 57, n° 10, 2017, pp. 1999-2008.

29. Y. Fradet, F. Meyer, I. Bairati, R. Shadmani y L. Moore, «Dietary fat and prostate cancer progression and survival», *Eur Urol.*, vol. 35, n° 5-6, 1999; 35, pp. 388-391.

30. C.D. Runowicz, C.R. Leach, N.L. Henry *et al.*, «American Cancer Soci-ety/American Society of Clinical Oncology Breast Cancer Survivorship Care Guideline», *CA Cancer J Clin.*, vol. 66, n° 1, 2016, pp. 43-73.

94. El método Grez mantiene tu salud

1. P. Grez, *Los mitos me tienen gordo y enfermo*, Santiago, Editorial Planeta, 2016.

2. B. Machovina, K.J. Feeley y W.J. Ripple, «Biodiversity conservation: The key is reducing meat consumption», *Sci. Total. Environ*, vol. 536, 2015, pp. 419-431.

3. L. Aleksandrowicz, R. Green, E.J. Joy, P. Smith y A. Haines, «The Impacts of Dietary Change on Greenhouse Gas Emissions, Land Use, Water Use, and Health: A Systematic Review», *PLoS One*, vol. 11, n° 11, 2016.

4. J. Sabaté, H. Harwatt y S. Soret, «Environmental Nutrition: A New Frontier for Public Health», *Am J Public Health*, vol. 106, n° 5, 2016, pp. 815-821.

5. P. Scarborough, P.N. Appleby, A. Mizdrak *et al.*, «Dietary greenhouse gas emissions of meat-eaters, fish-eaters, vegetarians and vegans in the UK», *Climatic Change*, vol. 125, 2014, pp. 179-192.

6. H. Steinfeld *et al.*, «Livestock's Long Shadow», *FAO*, 2006. pp. 1-392.

95. Si le quitas la piel al pollo es mejor

1. S.J. Chai, D. Cole, A. Nisler y B.E. Mahon, «Poultry: the most common food in outbreaks with known pathogens, United States, 1998-2012», *Epidemiol Infect.*, vol. 145, n° 2, 2017, pp. 316-325.

2. A.K. Donelan, D.H. Chambers, E. Chambers, S.L. Godwin y S.C. Cates, «Consumer Poultry Handling Behavior in the Grocery Store and In-Home Storage», *J Food Prot.*, vol. 79, n° 4, 2016, pp. 582-588.

3. K.M. Kosa, S.C. Cates, S. Bradley, E. Chambers y S. Godwin, «Consumer-reported handling of raw poultry products at home: results from a national survey», *J Food Prot.*, vol. 78, n° 1, 2015, pp. 180-186.

4. F. Allerberger, «Poultry and human infections», *Clin Microbiol Infect.*, vol. 22, n° 2, 2016, pp. 101-102.

5. A.R. Manges, S.P. Smith, B.J. Lau *et al.*, «Retail meat consumption and the acquisition of antimicrobial resistant Escherichia coli causing urinary tract infections: a case-control study», *Foodborne Pathog Dis.*, vol. 4, n° 4, 2007, pp. 419-431.

6. M. Mulder, J.C. Kiefte-de Jong, W.H. Goessens *et al.*, «Risk factors for resistance to ciprofloxacin in community-acquired urinary tract infections due to Escherichia coli in an elderly population», *J Antimicrob Chemother*, vol. 72, n°1, 2017, pp. 281-289.

7. A. R. Manges, «Escherichia coli and urinary tract infections: the role of poultry-meat», *Clin Microbiol Infect.*, vol. 22, n° 2, 2016, pp. 122-129.

96. Tomar Gatorade pa la resaca y la diarrea

1. «Water with sugar and salt», *Lancet*, vol. 2, n° 8084, 1978, pp. 300-301.

2. C.G. Victora, J. Bryce, O. Fontaine y R. Monasch, «Reducing deaths from diarrhoea through oral rehydration therapy», *Bull World Health Organ.*, vol. 78 n° 10, 2000, pp. 1246-1255.

3. M.D. Hoffman, T.L. Bross y R.T. Hamilton, «Are we being drowned by overhydration advice on the Internet?», *Phys Sportsmed*, vol. 44, n° 4, 2016, pp. 343-348.

4. K. Sharwood, M. Collins, J. Goedecke, G. Wilson y T.D. Noakes, «Weight changes, sodium levels, and performance in the South African Ironman Triathlon», *Clin J Sport Med.*, vol. 12, n° 6, 2002, pp. 391-399.

5. T.D. Noakes, «Changes in body mass alone explain almost all of the variance in the serum sodium concentrations during prolonged exercise. Has commercial influence impeded scientific endeavour?», *Br J Sports Med.*, vol. 45, n° 6, 2011, pp. 75-477.

6. M.N. Sawka, L.M. Burke, E.R. Eichner *et al.*, American College of Sports Medicine position stand. Exercise and fluid replacement», *Med Sci Sports Exerc.*, vol. 39, n° 2, 2007, pp. 377-390.

7. D. Cohen, «The truth about sports drinks», *BMJ*, vol. 345, 2012.

97. El microondas es lo peor

1. D.F. Thambiraj, T. Chounthirath y G.A. Smith, «Microwave oven-related injuries treated in hospital EDs in the United States, 1990 to 2010», *Am J Emerg Med.*, vol. 31, n° 6, 2013, pp. 958-963.

2. World Health Organization (WHO). «Electromagnetic fields and public health: microwave ovens», *Information sheet*, 2005. Disponible en: <http://www.who.int/peh-emf/publications/facts/info_microwaves/en/>

3. A. Wayne, *The Hidden Hazards Of Microwave Cooking*. Disponible en: <http://www.vsan.org/rok-az/misc/HazardsOfMicrowaveCooking.pdf>

4. Cancer Research UK, *Medical scans, air travel and nuclear industries*, 2016. Disponible en: <https://www.cancerresearchuk.org/about-cancer/causes-of-cancer/cancer-controversies/medical-scans-air-travel-and-nuclear-industries>

5. Centers for Disease, Control and Prevention(CDC). *Radiation and Your Health: Non-ionizing Radiation*, 2015. Disponible en: <https://www.cdc.gov/nceh/radiation/nonionizing_radiation.html.>

6. G. Géczi, M. Horváth, T. Kaszab y G.G. Alemany, «No major differences found between the effects of microwave-based and conventional heat treatment methods on two different liquid foods», *PLoS One*, vol. 8, n° 1, 2013.

7. J. Brock, *Microwaves: Good or Evil? Microgreens to Go*. Disponible en: <https://microgreenstogo.com/the-real-facts-about-microwaves/>

8. A.M. Jiménez-Monreal, L. García-Diz, M. Martínez-Tomé, M. Mariscal y M.A. Murcia, «Influence of cooking methods on antioxidant activity of vegetables», *J. Food Sci.*, vol. 74, 2009, pp. H97-H103.

9. Shahab, Lion *et al.*, «Prevalence of beliefs about actual and mythical caus-es of cancer and their association with socio-demographic and health-re-lated characteristics: Findings from a cross-sectional survey», *England European Journal of Cancer*, vol. 103, pp. 308-316.

10. M.R. Khan, Z.A. Alothman, M. Naushad, A.K. Alomary y S.M. Alfadul, «Monitoring of acrylamide carcinogen in selected heat-treated foods from Saudi Arabia», *Food Sci Biotechnol.*, vol. 27, n° 4, 2018, pp. 1209-1217.

98. La leche de vaca no tiene hormonas

1. H. Malekinejad y A. Rezabakhsh, «Hormones in Dairy Foods and Their Impact on Public Health - A Narrative Review Article», *Iran J Public Health*, vol. 44, n° 6, 2015, pp. 742-758.

2. O. Ballard, A.L. Morrow, «Human milk composition: nutrients and bio-active factors», *Pediatr Clin North Am.*, vol. 60, n° 1, 2013, pp. 49-74.

3. A. Haug, A.T. Høstmark y O.M. Harstad, «Bovine milk in human nutri-tion—a review», *Lipids Health Dis.*, vol. 6, 2007, p. 25.

4. S. Hartmann, M. Lacorn y H. Steinhart, «Natural occurrence of steroid hormones in food», *Food Chem.*, vol. 62, n° 1, 1998, pp. 7-20.

5. H. Malekinejad y A. Rezabakhsh, «Hormones in Dairy Foods and Their Impact on Public Health - A Narrative Review Article», *Iran J Public Health*, vol. 44, n° 6, 2015, pp. 742-758.

6. L. Pieper, M.G. Doherr y W. Heuwieser, «Consumers' attitudes about milk quality and fertilization methods in dairy cows in Germany», *J Dairy Sci.*, vol. 99, n° 4, 2016, pp. 3162-3170.

7. K. Maruyama, T. Oshima y K. Ohyama, «Exposure to exogenous estrogen through intake of commercial milk produced from pregnant cows», *Pediatr Int.*, vol. 52, n° 1, 2010, pp. 33-38.

8. D. Ganmaa, X. Cui, D. Feskanich, S.E. Hankinson y W.C. Willett «Milk, dairy intake and risk of endometrial cancer: a 26-year follow-up», *Int J Cancer*, vol. 130, n° 11, 2012, pp. 2664-2671.

9. K. Kim, J. Wactawski-Wende, K.A. Michels *et al.*, «Dairy Food Intake Is Associated with Reproductive Hormones and Sporadic Anovulation among Healthy Premenopausal Women», *J Nutr.*, vol. |47, n° 2, 2017, pp. 218-226.

10. I. Souter, Y-H. Chiu, M. Batsis *et al.*, «The association of protein intake (amount and type) with ovarian antral follicle counts among infertile women: results from the EARTH prospective study cohort», *BJOG: An International Journal of Obstetrics & Gynaecology*, vol. 124, n° 10, 2017, pp. 1547-1555.

11. C.R. Juhl, H.K.M. Bergholdt, I.M. Miller, G.B.E. Jemec, J.K. Kanters y C. Ellervik, «Dairy Intake and Acne Vulgaris: A Systematic Review and Meta-Analysis of 78,529 Children, Adolescents, and Young Adults», *Nutrients*, vol. 10, n° 8, 2018, p. 1049.

12. H. Malekinejad y A. Rezabakhsh, «Hormones in Dairy Foods and Their Impact on Public Health - A Narrative Review Article», *Iran J Public Health*, vol. 44, n° 6, 2015, pp. 742-758.

13. S. M. Ulven, K. B. Holven, A. Gil y O.D. Rangel-Huerta, «Milk and Dairy Product Consumption and Inflammatory Biomarkers: An Updated Systematic Review of Randomized Clinical Trials», *Advances in Nutrition*, vol. 10, n° 22, 2019, pp. S239–S250.

14. M. Labonté, P. Couture, C. Richard, S. Desroches y B. Lamarche, «Impact of dairy products on biomarkers of inflammation: a systematic review of randomized controlled nutritional intervention studies in overweight and obese adults», *The American Journal of Clinical Nutrition*, vol. 97, n° 4, 2013, pp. 706-717.

15. T.K. Thorning, A. Raben, T. Tholstrup, S.S. Soedamah-Muthu, I. Givens y A. Astrup, «Milk and dairy products: good or bad for human health? An assessment of the totality of scientific evidence», *Food Nutr Res.*, vol. 60, 2016, p. 32527.

16. D. Mozaffarian, «Dairy Foods, Obesity, and Metabolic Health: The Role of the Food Matrix Compared with Single Nutrients», *Adv Nutr.*, vol. 10, n° 5, 2019, pp. 917S–923S.

17. J. Pillay y T.J. Davis, «Physiology, Lactation», *StatPearls Publishing*, 2020. Disponible en: <https://www.ncbi.nlm.nih.gov/books/NBK499981/>

18. W. Willett y D. Ludwig, «Milk and Health», *N Engl J Med.*, vol. 382, 2020, pp. 644-654.

99. Más gordito, más sanito

1. «Estudios de la OCDE sobre Salud Pública: Chile. Hacia un futuro más sano. Evaluación y Recomendaciones», *Ministerio de Salud Chileno*. Disponible en: «https://www.oecd.org/health/health-systems/Revisión-OCDE-de-Salud-Pública-Chile-Evaluación-y-recomendaciones.pdf>

2. M. Kyrgiou, I. Kalliala, G. Markozannes *et al.*, «Adiposity and cancer at major anatomical sites: umbrella review of the literature», *BMJ*, vol. 356, 2017.

3. F.J. Ortega y J.M. Fernández-Real, «Inflammation in adipose tissue and fatty acid anabolism: when enough is enough!», *Horm Metab Res.*, vol. 45, 2013, pp. 1009-1019.

4.   A. Hruby y F.B. Hu, «The Epidemiology of Obesity: A Big Picture», *Pharmacoeconomics*, vol. 33, n° 7, 2015, pp. 673-689.

5.   A. Hruby y F.B. Hu, «The Epidemiology of Obesity: A Big Picture», *Pharmacoeconomics*, vol. 33, n° 7, 2015, pp. 673-689.

6.   F.Q. da Luz, P. Hay, S. Touyz y A. Sainsbury, «Obesity with Comorbid Eating Disorders: Associated Health Risks and Treatment Approaches», *Nutrients*, vol. 10, n° 7, 2018, p. 829.

7.   D. Barry, M. Clarke, N.M. Petry, «Obesity and its relationship to addictions: is overeating a form of addictive behavior?», *Am J Addict.*, vol. 18, n° 6, 2009, pp. 439-451.

8.   G.L. Palmisano, M. Innamorati y J. Vanderlinden, «Life adverse experiences in relation with obesity and binge eating disorder: A systematic review», *J Behav Addict.*, vol. 5, n° 1, 2016, pp. 11-31.

9.   M. Sekuła, I. Boniecka y K. Paśnik, «Bulimia nervosa in obese patients qualified for bariatric surgery - clinical picture, background and treatment», *Wideochir Inne Tech Maloinwazyjne*, vol. 14, n° 3, 2019, pp. 408-414.

10.   G.K. Frank, J.R. Reynolds, M.E. Shott *et al.*, «Anorexia nervosa and obesity are associated with opposite brain reward response», *Neuropsychopharmacology*, vol. 37, n° 9, 2012, pp. 2031-2046.

11.   A.J. Cochrane, B. Dick, N.A. King *et al.*, «Developing dimensions for a multicomponent multidisciplinary approach to obesity management: a qualitative study», *BMC Public Health*, vol. 17, 2017, p. 814.

100. Me llegó el viejazo, así que mal

1.   C.E. Löckenhoff, F. De Fruyt, A. Terracciano *et al.*, «Perceptions of aging across 26 cultures and their culture-level associates», *Psychol Aging*, vol. 24, n° 4, 2009, pp. 941-954.

2.   S.C. Tiwari, N.M. Pandey, «The Indian concepts of lifestyle and mental health in old age», *Indian J Psychiatry*, vol. 55, n°2, 2013, pp. S288–S292.

Alto en mitos de Dr. Nico Soto
se terminó de imprimir en el mes de febrero de 2024
en los talleres de Diversidad Gráfica S.A. de C.V.
Privada de Av. 11 #1 Col. El Vergel, Iztapalapa,
C.P. 09880, Ciudad de México.